Dr Louis FOURNIER

Ancien interne
Ancien chef de Clinique médicale de l'Université de Bordeaux

Traitement

des

Pleurésies séro-fibrineuses

par les injections intra-pleurales

d'Huile goménolée à 20 %

BORDEAUX
IMPRIMERIE DE L'UNIVERSITÉ
(CADORET)
11, Rue Poquelin-Molière
1912

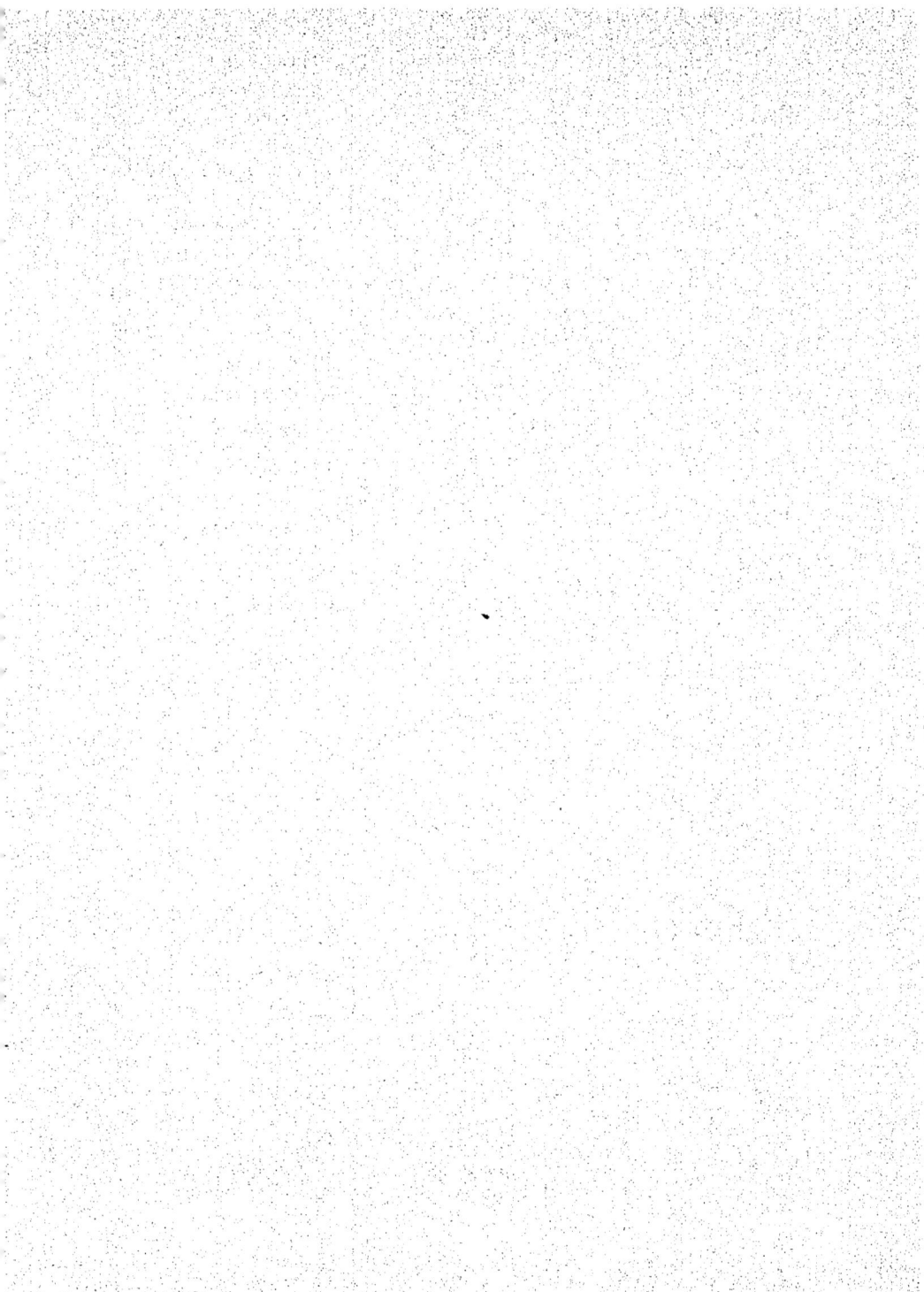

Dr Louis FOURNIER

Ancien interne
Ancien chef de Clinique médicale des Hôpitaux de Limoges

✧

Traitement

des

Pleurésies séro-fibrineuses

par les injections intra-pleurales

d'Huile goménolée à 20 %

BORDEAUX
IMPRIMERIE DE L'UNIVERSITÉ
Y. CADORET
17, Rue Poquelin-Molière, 17

1917

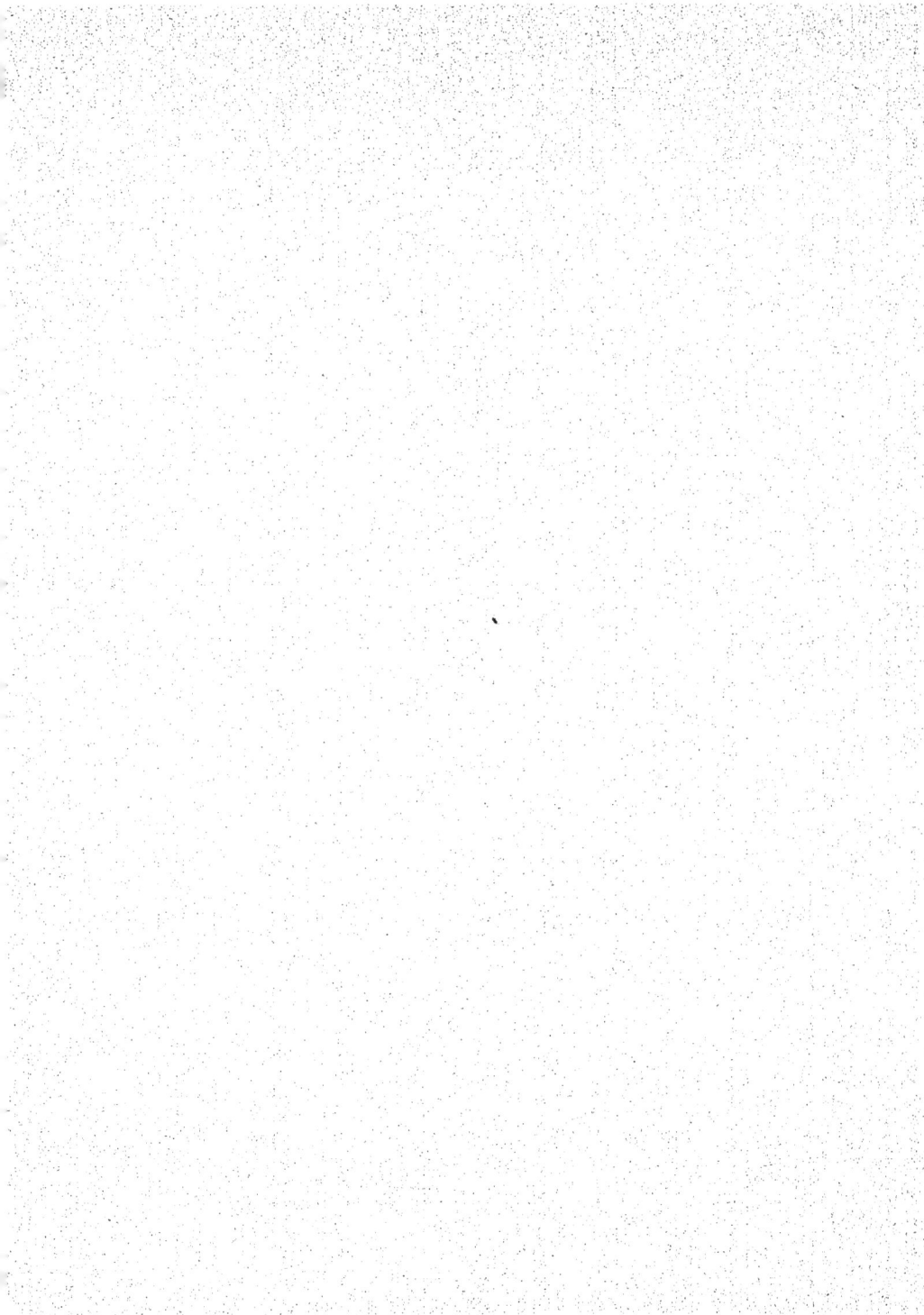

A MA GRAND'MÈRE

————————

A MON PÈRE — A MA MÈRE

— — — —

A MON FRÈRE

— — — — —

A MON AMI Pierre RENAUD

En souvenir d'années terribles.

A mon très cher Maître,

MONSIEUR LE PROFESSEUR THOUVENET

Professeur de Clinique médicale des Hôpitaux de Limoges.

En souvenir des excellentes années passées
dans son service.

A Monsieur le Docteur W. DUBREUILH

Professeur de Clinique des Maladies cutanées et syphilitiques
à la Faculté de Médecine de Bordeaux,
Médecin des Hôpitaux,
Officier de l'Instruction publique.

En témoignage de profonde reconnaissance
pour l'excellent accueil qu'il a bien voulu me
réserver dans son service.

TRAITEMENT

DES

PLEURÉSIES SÉRO-FIBRINEUSES

PAR LES INJECTIONS INTRA-PLEURALES

D'HUILE GOMÉNOLÉE A 20 %

INTRODUCTION

La pleurésie est une maladie grave, et depuis bien longtemps les médecins s'évertuent à guérir cette affection grosse de conséquences. Très répandue dans le militaire où les intempéries les déterminent plus facilement, elle est relativement rare dans le civil, et ce n'est guère que dans les services hospitaliers où il se concentre beaucoup de malades que l'on peut étudier cette maladie. Grave en elle-même, souvent par les déplacements du cœur lorsqu'il y a un gros épanchement à gauche, elle est surtout grave en tant qu'affection aiguë par les syncopes qu'elle risque de provoquer. Quant aux conséquences, elles sont toujours très grosses, puisque la tuberculose pulmonaire y fait presque constamment suite.

Définition de la pleurésie séro-fibrineuse.

La pleurésie séro-fibrineuse est une tuberculose de la plèvre, et le liquide qui se forme est une réaction de défense contre l'invasion du microbe de la tuberculose (1). C'est d'ailleurs ce que Landouzy tendait à admettre dès 1881 : « Toute pleurésie qui ne fait pas ses preuves est une pleurésie tuberculeuse, le malade atteint de cette pleurésie fût-il robuste et vigoureux (Landouzy, *Gazette des hôpitaux*, 1881, p. 1001, *Revue de médecine*, 1886, p. 611).

Toutes les observations d'ailleurs citées plus loin tendent à démontrer en effet la nature tuberculeuse de l'affection, non pas en montrant le germe pathogène, puisque jamais on n'a trouvé de bacilles de Koch (2) dans les examens des liquides pleurétiques, mais par les formules leucocytaires qui accompagnent cette affection.

Il existe toujours, avant ou au moment même de l'évolution de la pleurésie, une infiltration bacillaire dans l'organisme ; n'est-il pas naturel qu'au moment précis où l'organisme est en état de moindre résistance, la tuberculose qui existe chez l'individu à l'état latent ne profite pas de l'occasion pour évoluer.

_____

(1) C'est à dessein que nous employons l'expression microbe de la tuberculose et non bacille de Koch, parce que, à l'heure actuelle, s'il est admis par la majorité des médecins que c'est ce bacille qui est la cause déterminante de la tuberculose, un certain nombre pensent, au contraire, que le vrai microbe reste à découvrir et que le bacille de Koch n'est qu'un saprophyte surajouté lorsque la maladie arrive à son déclin.

Bien rarement, en effet, on trouve le bacille de Koch au début de la tuberculose, pulmonaire ou non, et ce n'est que très rarement qu'on le trouve dans les affections des séreuses. Jamais, dans les observations que nous publions plus loin, l'analyse bactériologique n'a permis de découvrir le bacille de Koch.

(2) Si l'on ne trouve pas de bacille de Koch dans la pleurésie, c'est que, s'il existe, il a peut-être soit une forme particulière, soit une cuticule plus épaisse qui l'empêche d'être mis en évidence par les colorants de Ziehl.

Ces résultats sont d'ailleurs en concordance parfaite avec la théorie *uniciste microbienne*. D'après cette théorie, les microbes prennent des formes, des propriétés totalement différentes suivant qu'ils sont cultivés sur tel milieu plutôt que sur tel autre, ou sur l'organisme, sur telle partie du corps plutôt que sur telle autre. Par des cultures appropriées, on pourrait même, dit-on, passer d'un microbe donné A à un autre B.

Souvent, la tuberculose pulmonaire est primitive et les observations que nous relatons plus loin sont là pour montrer que la pleurésie y fait souvent suite.

Il est à noter que, en général, lorsqu'une pleurésie survient sur un terrain en évolution de tuberculose, elle est à faible épanchement. La plèvre réagit mal et ne forme que peu de liquide.

CHAPITRE PREMIER

Avantages de la thoracentèse.

Les avantages de la ponction seule sont déjà très nombreux, mais ils sont bien plus intéressants si l'on pratique immédiatement après l'injection d'huile goménolée stérilisée à 20 p. 100 d'après un mode opératoire spécial que nous indiquerons au moment du traitement de la pleurésie.

1° Rendre la capacité respiratoire.

Il est évident que lorsqu'on retire 1.500 grammes à 2 litres de liquide de la cage thoracique, on augmente d'autant la capacité respiratoire et nul ne peut nier les avantages de cette façon d'opérer.

2° Action sur les muscles superficiels.

Le liquide séreux contenu dans la plèvre est sûrement un liquide toxique, puisque chaque fois que nous avons eu l'occasion d'observer des malades qui n'avaient pas été traités par la thoracentèse, nous avons pu constater un amaigrissement énorme des masses musculaires susjacentes; à tel point que cet amaigrissement a pu rompre quelquefois l'équilibre musculaire entre le côté droit et le côté gauche et que de véritables scolioses de la colonne vertébrale sont survenues uniquement à la suite de la pleurésie et sans qu'il y ait lésion osseuse. Il est évident que lorsqu'on retire le liquide pleural les toxines qu'il contient ne peuvent pas agir sur les muscles et que l'amaigrissement, s'il existe, est beaucoup moins prononcé que si l'on n'avait pas ponctionné. Si, d'ailleurs, il y a amaigrissement léger, comme nous allons le voir, c'est que dans l'intervalle de temps qui s'écoule entre l'évolution de la pleurésie et la ponction, l'action toxique se manifeste suffisamment pour agir sur les muscles, cet amaigrissement sera d'autant moins prononcé que la ponction suivra de plus près la formation du liquide.

Voici, d'ailleurs, à ce sujet le résultat des mensurations faites sur 14 malades :

Observation n°	Lit n°	Périmètre thoracique.	Demi-périmètre côté malade.
	127	87	43
1	167	100	50
4	180	93	46
5	181	86	42
30	183	91	45
12	202	81	41
	203	89	44
10	212	84	42
23	223	84	42
	234	92	44
22	240	84	42
9	245 bis	91	44,5
24	240	86	42,5
32	253	88	44

Toutes ces mensurations ont été prises exactement quinze jours après la thoracentèse. Il est à remarquer que l'amaigrissement du côté malade est relativement faible et souvent nul.

3° Éviter les accidents syncopaux.

Tout le monde aujourd'hui est d'accord pour ponctionner une pleurésie à très gros épanchement et du côté gauche. Cette ponction est motivée par le gros déplacement de l'organe essentiel de la vie qu'est le cœur et de la gêne qu'il détermine dans ses battements. Cet épanchement refoulant le cœur par l'intermédiaire du médiastin diminue également la capacité respiratoire du poumon droit. En ponctionnant on supprime : 1° la gêne circulatoire et 2° on augmente d'autant la capacité respiratoire des deux poumons.

4° Suppression des risques de coma.

Tout malade qui a un épanchement risque de tomber dans le coma, signe avant-coureur de la mort. Ces risques, il est vrai, sont d'autant plus grands que l'épanchement est plus volumineux; mais, néanmoins, ils peuvent se produire avec de très faibles épanchements, témoin l'observation XIV de F... (Eugène), salle 4, lit 129, que l'on apporte le 23 février, à minuit, dans le coma. On constate à son arrivée que le malade occupait une position couchée en chien de fusil qui, au premier abord, était bien loin de faire soupçonner une pleurésie. On cherche tout naturellement les signes cliniques de la méningite, mais on n'en trouve aucun. Cependant, dans les diverses manipulations pratiquées pour l'examen du malade, nous remarquons qu'il occupait constamment une position couchée sur le côté gauche; mis sur le côté droit, il revint immédiatement sur le côté gauche. Ne parlant pas, on ne put tirer de lui aucun renseignement, mais son attitude nous avait fait soupçonner une affection pulmonaire. A l'auscultation, en effet, on constate une pleurésie à épanchement moyen du côté gauche. La thoracentèse, pratiquée immédiatement, donne issue à une quantité de liquide qui, en apparence, ne devait pas motiver d'aussi gros phénomènes généraux, puisque nous ne retirons que 600 grammes de liquide. Aussitôt après la ponction, le malade parle; le coma était donc bien dû à l'épanchement.

5° Suppression des adhérences.

Le meilleur moment pour ponctionner une pleurésie est le troisième ou quatrième jour de la formation du liquide.

C'est à ce moment, en effet, que la formation du liquide semble maxima. Si l'on ponctionne plus tôt, la réaction pleurale n'est pas terminée et le liquide se reforme très vite et en grosse quantité. Si l'on attend beaucoup plus longtemps, le liquide, très fibrineux, forme des adhérences, des tractus qui fixent le

poumon à tout jamais rétracté vers le hile. On supprime pour
le reste de la vie une capacité respiratoire équivalente à celle
du liquide pleural, même lorsque celui-ci est retiré plus tard.
Si, au contraire, on ponctionne à la date indiquée, les adhérences, si elles sont déjà ébauchées, sont des tractus très légers
qui n'opposent pas de résistance et, dans ces conditions, la
thoracentèse n'a pas l'inconvénient de ramener de force le poumon à sa position normale. Ponctionner une vieille pleurésie
est dangereux, parce qu'on ne rompt pas impunément de fortes
adhérences. Les risques à courir sont nombreux dans ce cas;
les deux principaux sont l'un d'ordre hémorragique et l'autre
un shock en tout comparable au shock post-opératoire.

Les avantages de la ponction sont donc de donner immédiatement la capacité respiratoire au poumon, tout en supprimant
les adhérences. Cette suppression est, d'ailleurs, d'autant plus
accentuée que l'on a injecté de l'*huile goménolée* d'après le
mode que nous indiquerons, puisque, dans les observations
que nous relevons plus loin, bien rarement il a été constaté à
la radioscopie des travées noires, signes presque certains
d'adhérences.

Inconvénients de la thoracentèse.

Les inconvénients qu'il peut y avoir à ponctionner une pleurésie sont nombreux dit-on, et leur valeur est telle que beaucoup de praticiens jugent non seulement inutile mais dangereux
de ponctionner. Nous allons essayer de passer en revue leurs
principaux arguments et de les réfuter.

1º Reformation du liquide.

Depuis longtemps déjà on s'est aperçu qu'après avoir ponctionné une pleurésie, quelques jours après, parfois même le
lendemain, le liquide était en partie reformé. Il était donc inutile
de faire un travail qui nécessitait de l'organisme un contre-tra-

vail et par conséquent était une cause d'affaiblissement de plus pour le malade.

Pour notre compte personnel, lorsqu'on n'injecte pas d'huile goménolée, nous avons constaté également ce fait ; mais nous devons dire cependant que la quantité de liquide qui se forme est toujours inférieure à la quantité de liquide retirée ; qu'en outre, ce liquide est d'une composition différente de celui qui a été retiré en premier lieu, il contient moins de fibrine, il est plus fluide, et par conséquent plus facilement résorbable. La ponction a donc transformé le liquide pleurétique en un liquide de quantité beaucoup moindre et de qualité meilleure, si l'on peut qualifier ainsi sa faculté d'être plus facilement résorbable.

Si l'on injecte de l'huile goménolée suivant la méthode indiquée plus loin, le liquide ne se reforme même pas, ou tout au moins exceptionnellement, dans tous les cas en si faible quantité qu'il suffit de quelques jours à l'organisme pour assécher complètement la plèvre.

Cependant, et nous avons eu l'occasion de le constater, si, impatiemment, ou pour hâter la guérison du sujet, on reponctionne le lendemain ou le surlendemain, il arrive fréquemment que le liquide se reforme avec rapidité. Mais alors, dans ces conditions, nous n'avons plus affaire à une véritable pleurésie, mais à un épanchement mécanique dû à l'irritation de la plèvre provoquée : 1° soit par les divers traumatismes qu'on lui a fait subir en reponctionnant ; 2° soit parce que les liquides successifs qui se sont formés ont irrité eux-mêmes la plèvre par leurs toxines.

2° Causes sérothérapiques.

Quelques médecins, et parmi eux certains de l'École de Lyon, ont tenté de dire que le liquide pleurétique était une réaction de défense de l'organisme contre l'invasion bacillaire. Ce serait en quelque sorte un auto-vaccin, et dans ces conditions, pourquoi retirer à l'organisme les quelques chances qu'il a de s'immuniser lui-même. Malheureusement cette opinion, fort belle en théorie, est loin de s'appliquer à la réalité, et les médecins nom-

breux qui, partant de ce point de vue, ont pratiqué systématiquement l'auto-séro-vaccination ont obtenu de tels résultats
qu'ils l'ont abandonné.

Nous avons également pratiqué cette vaccination sur un certain nombre de malades, dans les hôpitaux de Limoges, dans le
service du professeur Thouvenet. Les résultats que cette façon
de procéder ont fournis sont à peu près nuls. Nous croyons même
que le liquide pleurétique est un liquide toxique puisqu'il détermine toujours un amaigrissement des masses musculaires, et
qu'il n'est peut-être pas sans inconvénients de pratiquer des
injections de ce genre.

3° Migrations bacillaires.

C'est l'une des objections à laquelle on doit accorder le plus
de crédit, si l'on pense que la pleurésie est une tuberculose
locale et que l'organisme tout entier n'est pas infecté par la
circulation du germe tuberculeux.

Nous avons constaté, en effet, qu'à la suite d'une ponction on
amène brusquement une différence notable dans la pression
sanguine. Les observations nous ont montré une moyenne
approximative, avec l'appareil de Pachon, de 15 et 9 avant la
ponction et 12 et 8 après.

Il y a donc en effet une différence brusque de pression entre
l'organisme général et la plèvre, d'où migration possible de
bacilles tuberculeux l'un vers l'autre.

C'est là ce que certains considèrent comme un gros danger,
même de la ponction exploratrice, puisqu'une simple ponction
exploratrice amène en effet une diminution de la pression sanguine. Des expériences personnelles nous ont permis de le constater. Ces médecins ont prétendu que l'on substituait ainsi ou
tout au moins que l'on courait de gros risques de substituer une
tuberculose généralisée à une tuberculose locale.

Cette opinion nous paraît erronée parce que le courant osmo-
tique va de l'organisme à la plèvre et non de la plèvre à l'organisme. Les bacilles ne pourraient donc aller que de l'organisme

à la plèvre qui est déjà infectée et par conséquent ceci est sans grande importance.

Si les cliniciens ont observé, à la suite de la thoracentèse, une tuberculose pulmonaire à forme rapide, c'est que, concurremment avec la pleurésie, il existait une tuberculose pulmonaire. Tous les organes semblent ainsi être infectés : la plèvre, le poumon, quelquefois le péricarde ; qu'y a-t-il d'étonnant, dans ces conditions, que l'on assiste à une tuberculose généralisée à forme rapide ?

4° Accidents de la ponction.

Les accidents de la ponction sont rares. On a noté des accidents syncopaux ; il suffit souvent, pour les éviter, de pratiquer la thoracentèse très lentement. Nous estimons qu'ils sont dus à à l'augmentation trop brusque de la capacité respiratoire et peut-être même à une intoxication oxygénée.

Le sujet peut être pris de quintes de toux violentes, à tel point que l'on a dû parfois cesser immédiatement la ponction pour ne pas risquer de donner au sujet un œdème du poumon ou une hémorragie et de voir succomber le malade en quelques heures.

Pour éviter ces accidents, il suffit de bien se rappeler les recommandations faites plus loin au patient, c'est-à-dire ne pas parler, ne pas tousser, ne pas remuer (1). Si le malade parle, il a immédiatement un besoin impérieux de tousser et, s'il se laisse aller à satisfaire cette envie, il ne peut plus s'arrêter. Les boissons froides suppriment au début ces envies de tousser.

Un accident rare qui nous est arrivé, en faisant une ponction exploratrice, c'est de laisser l'aiguille dans la cage thoracique, le chaton s'étant complètement séparé du reste de l'aiguille. Il a suffi d'ailleurs de faire immédiatement une très petite incision pour permettre de la retirer.

On a signalé également des syncopes, dites tardives, à la suite

---

(1) Voir le chapitre : Traitement des pleurésies par l'huile goménolée.

Fournier   2 de la ponction. Nous avons eu l'occasion d'en observer un cas, salle 8, lit 203. L'observation n'a d'ailleurs pu être relevée complètement.

Ce malade était entré à l'hôpital pour pleurésie gauche; huit jours après la ponction, alors que tout faisait prévoir une guérison rapide, nous sommes appelé brusquement à 2 heures du matin auprès du sujet. Nous le trouvons cyanosé, le pouls petit, filant, les extrémités froides et très anxieux. On lui donne de l'oxygène, des ampoules de nitrite d'Amyle, on lui fait quelques piqûres d'éther, et ce n'est que vers 5 heures du matin que le malade commence à éprouver un peu de soulagement. Le lendemain dans l'après-midi, nouvelle syncope, et cette fois pendant cinq jours il est asphyxiant; le malade est cependant sorti de l'hôpital guéri.

Les syncopes tardives ont été signalées par Dieulafoy (*Thoracentèse dans les pleurésies aiguës*, Paris. 1878, p. 33). Elles ont été expliquées diversement : 1° par un caillot cardiaque (Vergely); 2° par un caillot pulmonaire (Foucault); 3° par thrombose et phlébite (Chaillou).

CHAPITRE II

L'huile goménolée.

—— —·——

Ses principes. — Son action.

Le « goménol » est une essence, balsamique retirée des feuilles d'une variété de *Melaleuca viridiflora* particulière à la Nouvelle Calédonie. Le goménol a été étudié au point de vue chimique par M. Bertrand, chef de service à l'Institut Pasteur. Au point de vue antiseptique, par le docteur Gueguen, professeur de microbiologie à l'École de pharmacie de Paris. Par le docteur Desgrez, professeur agrégé de la Faculté de médecine de Paris, sur son peu de toxicité et de causticité, c'est-à-dire sur son innocuité. Dujardin-Baumetz, lui-même, qui l'expérimenta à l'hôpital Cochin, a dit dès 1893 : « C'est un remarquable modificateur du terrain malade ».

Les principaux produits que l'on retire de cette essence sont le « cinéol, le pinene, le terpinéol, le citrene ».

L'action de « l'huile goménolée » à 20 p. 100 que nous employons, agit :

1° Par l'huile stérilisée qui lubréfie les deux feuillets de la plèvre, d'autant mieux que le malade est dans le décubitus dorsal ;

2° Par ses essences, qui, bien rarement mal supportées, agissent comme antiseptique puissant qui doit stériliser en partie les deux feuillets de la plèvre, et permettent ainsi à l'organisme de lutter avec avantage.

Il faut convenir d'ailleurs que dans la majorité des cas la

pleurésie est de toutes les manifestations tuberculeuses l'une de celles qui guérissent le plus facilement.

« L'huile goménolée » augmente dans de grandes proportions la polynucléose, c'est-à-dire la réaction de défense.

Elle est très employée actuellement en chirurgie, surtout depuis la guerre actuelle, comme désinfectant des plaies. Elle doit donner également de très bons résultats dans toutes les affections tuberculeuses (1) des séreuses, comme elle en a donné pour la plèvre.

Les affections qu'elle doit améliorer considérablement sont : les péricardites tuberculeuses, affections rares heureusement; la péritonite tuberculeuse et les hydarthroses de même nature.

Les études que nous avons faites sur ces sujets ne sont encore qu'à l'état d'ébauche.

---

(1) L'action caractéristique du goménol sur les manifestations tuberculeuses a été signalée :

En 1899, par le docteur Lafont, dans sa thèse sur *Le traitement de la tuberculose pulmonaire, par les injections intramusculaires d'oléo-goménol, faites en séries et à doses progressives.*

En 1902, par le professeur Albert Robin, dans sa communication à l'Académie de Médecine, sur *Le traitement des maladies des voies respiratoires, par les inhalations et fumigations de goménol.*

En 1906, par le docteur Haim, dans sa thèse sur *Le traitement des cystites tuberculeuses, par les inhalations d'oléo-goménol.*

En 1906, par le docteur Foulbouze, dans sa thèse sur *Le traitement de la tuberculose pulmonaire par les injections intra trachéales d'oléo-goménol.*

En 1910, par le docteur Guisez, dans sa communication à la Société de l'Internat des hôpitaux de Paris sur *Des suppurations bronchiques chroniques et des cas aigus de collection purulentes intra-pulmonaires, guéries par des injections intra-bronchiques d'oléo-goménol.*

En 1912, par le docteur J. Tribes, dans sa thèse sur *Le traitement des tuberculoses externes par les injections modificatrices d'oléo-goménol.*

CHAPITRE III

Traitement des pleurésies par les injections d'huile goménolée à 20 °/₀.

MODE OPÉRATOIRE. — Avant tout traitement, nous pratiquons une ponction exploratrice au niveau du souffle. Le liquide que nous retirons a été systématiquement analysé au laboratoire de l'hôpital militaire de Bourges, soit par le docteur Engellard, soit par le docteur Gaston. Parmi les observations relevées, nous remarquons en particulier que jamais il n'a été trouvé de bacilles de Koch, mais presque constamment une polynucléose, sur la signification de laquelle tout le monde est prévenu.

Avec l'un des trocarts de l'appareil Potain, nous ponctionnons, suivant la méthode classique de Dieulafoy, en rasant le bord supérieur de la côte en contact avec la base du liquide ; généralement entre la 7ᵉ et la 8ᵉ côte.

Si l'on avait affaire à une pleurésie interlobaire, il faudrait ponctionner au niveau même de la partie inférieure de la matité.

La peau avant l'opération a été passée :

1° A l'alcool, de façon à enlever les corps gras ;

2° Puis désinfectée ensuite, soit à l'huile goménolée, soit à la teinture d'iode.

Cette façon de procéder ne nous a jamais donné d'infection.

L'aiguille de l'appareil Potain est stérilisée avant l'opération. Les mains de l'opérateur sont d'une propreté absolue. Nous ponctionnons toujours le malade étant assis et maintenu pour qu'il ne se fatigue pas, par deux aides. Un troisième aide fait fonctionner la pompe aspiratrice et nous réglons nous-même le débit du liquide qui doit être lent.

Nous retirons ainsi le plus de liquide possible et, dans la majorité des cas, on arrive presque toujours à retirer tout le liquide en recommandant au malade les prescriptions suivantes : Ne pas parler, ne pas remuer, et surtout ne pas tousser.

Lorsque les envies de tousser sont trop impérieuses, le malade fait un signe convenu à l'avance et on lui donne à boire quelques gorgées d'un liquide froid préparé à cette intention.

Ces prescriptions nous ont toujours permis d'éviter de nombreux accidents de la ponction, signalés par maints auteurs.

Au moment où la plèvre est en partie sèche, sans retirer le trocart, et par l'extrémité qui n'est pas en communication avec l'appareil Potain, nous adaptons une seringue en verre de 20 cc. contenant de l'huile goménolée, dans les proportions signalées plus bas, et nous poussons ce liquide entre les deux feuillets de la plèvre.

« L'huile goménolée » que nous employons est de l'huile goménolée à 20 p. 100. La quantité est telle que nous multiplions le nombre de centimètres cubes de liquide retiré par le coefficient 1/100, sans cependant jamais dépasser plus de 20 cc. d'huile goménolée.

Par cette façon d'opérer nous n'avons jamais eu le moindre accident ; quelquefois cependant, suivant les susceptibilités personnelles, nous avons constaté une légère ascension de température aussitôt après l'injection du liquide, mais jamais elle n'a dépassé 1°.

En aucun cas nous n'avons également noté de frissons, de diarrhée, de vomissements.

Quant aux résultats obtenus, nous ne pouvons faire autrement que de les qualifier de superbes, puisque dans la moyenne des cas la durée de la maladie n'a pas dépassé quinze jours.

Cette durée de la maladie a bien souvent même été de beaucoup inférieure.

Les examens radioscopiques ont montré que presque jamais il n'y avait d'adhérences. Dans bien peu de cas il est resté une très légère lame de liquide.

Dans les cas où il est resté du liquide, il existait en si petite quantité qu'une ponction exploratrice pratiquée chaque fois n'a pas permis d'en retirer plus de 1 cc.

Tous nos malades ont été traités dès le lendemain même de la ponction par une application étendue de pointes de feu. Le jour même où la température atteignait 37°, nous avons fait commencer des injections de cacodylate de soude.

Nous avons fait parfois, mais rarement, des injections intra-musculaires d'huile goménolée, à la place du cacodylate de soude, mais nos observations ne sont pas suffisamment nombreuses pour dire si l'on a avantage à employer un procédé plutôt que l'autre.

Réaction thermique.

La plupart du temps, la réaction thermique est faible ; lorsqu'elle existe, elle donne à la courbe des formes différentes :

1° *En clocher.* — Comme dans l'observation III où la température qui, avant la ponction, était de 38°, monte le même jour à 40°, pour redescendre le lendemain à 38°. Nous retrouvons le même résultat dans l'observation IV.

2° *En lysis.* — Dans d'autres cas, la température qui monte très rapidement le jour de la ponction descend ensuite progressivement en marche d'escalier comme dans l'observation XXIV.

3° *En plateau.* — Dans une troisième variété, la température se maintient en plateau un certain nombre de jours, puis baisse d'un seul coup comme dans l'observation II.

Modifications des signes d'auscultations.

Nos malades ont été auscultés systématiquement tous les jours. Nous avons noté en général qu'après la disparition du liquide apparaissaient des frottements râles dès le deuxième ou le troisième jour. Ces râles diminuaient en intensité et en nombre en commençant par les régions hautes, pour ne laisser, au bout d'une dizaine de jours, que quelques frottements à la base du côté malade; frottements qui, d'ailleurs, disparaissaient ensuite plus ou moins rapidement suivant les malades.

L'action du traitement sur la plèvre est encore plus manifeste. Après le traitement par les injections intra-pleurales d'huile goménolée, soit quinze jours environ après la thoracentèse, la matité a presque entièrement disparu. La plèvre n'a donc pas épaissi. Tandis que lorsque la pleurésie est abandonnée à elle-même, et même si le liquide disparaît complètement, il reste une plèvre très épaisse qui donne comme signe d'auscultation une grosse matité.

Il arrive en effet que, dans les autopsies, on trouve des plèvres épaisses de plus de 1 centimètre. Nous avons pu nous en rendre compte assez facilement, lors du décès du malade, salle 6, lit 183, observation XXXVI. Sa plèvre était, par endroit, épaisse de plus de 1 centimètre.

CHAPITRE IV

Résultats.

Malades traités d'une façon précoce. Durée moyenne de la maladie.

L'observation nous montre que le résultat est d'autant meilleur que le traitement a été plus précoce.

Par cette dernière expression, il faut entendre le moment où l'épanchement est devenu maximum, c'est-à-dire deux à trois jours après le début de la formation du liquide.

Tous les malades ainsi traités ont eu leurs plèvres complètement asséchées le jour même de la thoracentèse.

Dans l'observation I, de Victor M..., salle 6, lit 167, malade pour la première fois le 7 janvier 1915, deux jours après, le 9 janvier, on retire une quantité assez considérable de liquide (1.500 grammes) et, dès le 16, la guérison de l'affection aiguë était un fait accompli, c'est-à-dire au bout d'un temps relativement très court.

Les courbes de température, d'ailleurs, nous font mieux sentir l'importance du traitement et la durée de la maladie aiguë.

Durée moyenne du traitement.

Le relevé des observations montre que la durée du traitement *n'a jamais dépassé seize jours* et que, dans la majorité des cas, elle a été de beaucoup inférieure à ce chiffre.

Voici d'ailleurs le relevé exact de la durée du traitement :

Observation	1	. . .	1500 grammes.	Durée :	7 jours.
»	2	. . .	2000 »	»	7 »
»	3	. . .	2000 »	»	4 »
»	4	. . .	1000 »	»	10 »
»	5	. . .	600 »	»	16 »
»	6	. . .	600 »	»	16 »
»	7	. . .	1800 »	»	9 »
»	8	. . .	2000 »	»	5 »
»	9	. . .	1800 »	»	5 »
»	10	. . .	900 »	»	10 »
»	11	. . .	2500 »	»	5 »
»	12	. . .	600 »	»	4 »
»	13	. . .	1300 »	»	11 »
»	14	. . .	600 »	»	9 »
»	15	. . .	300 »	»	3 »
»	16	. . .	350 »	»	12 »
»	17	. . .	1800 »	»	5 »
»	18	. . .	1800 »	»	7 »
»	19	. . .	1600 »	»	15 »
»	20	. . .	1100 »	»	15 »
»	21	. . .	1700 »	»	15 »
»	22	. . .	1200 »	»	11 »
»	23	. . .	1700 »	»	12 »

Ce qui fait une durée moyenne de 9 jours 1/10.

Pleurésie à très gros épanchements.

Notre procédé donne des résultats qui sont d'autant meilleurs :

1° Que le sujet est plus vigoureux et offre par suite plus de résistance.

2° Que le liquide est plus abondant. Ce fait paradoxal peut s'expliquer parce que une plèvre qui forme beaucoup de liquide est une plèvre qui réagit bien, qui se défend mieux qu'une autre et naturellement, lorsqu'elle est aidée, doit se cicatrise plus vite. C'est pourquoi dans cet ordre d'idées il ne faut pas être surpris de la longueur des pleurésies dites « sèches » qui durent parfois des années, et de la rapidité de la guérison dans les pleurésies à très gros épanchements.

Ainsi les observations :

Observation				Durée :		
Observation	1...	1.50) grammes.		Durée :	7 jours.	
»	2...	2.00)	»	»	7	»
»	3...	2.00)	»	»	4	»
»	8...	2.00)	»	»	5	»
»	9...	1.80)	»	»	5	»
»	11...	2.50)	»	»	5	«
»	17...	1.80)	»	»	7	»
»	17...	1.80)	»	»	7	»

On constate ainsi que plus il y a de liquide, plus vite la température et les symptômes généraux s'amendent rapidement.

Le jour où le malade arrive à 37°, il persiste presque constamment une légère matité et quelques frottements-râles qui disparaissent très vite.

La moyenne de l'affection aiguë dans ce cas est de 5 jours 5/8.

OBSERVATIONS

Observation I

Pleurésie gauche.

M... (Victor), âgé de 21 ans, 11ᵉ d'artillerie. — Salle 6, lit 167.

A séjourné au front du 15 août 1914 au 30 octobre 1915. — Évacué pour embarras gastrique fébrile.

Antécédents héréditaires et personnels. — Néant.

Vers le 20 décembre, le malade s'est senti déprimé, il a une légère douleur au côté gauche, qui a persisté jusqu'au début de janvier. Régulièrement à cette époque, il va à la visite du régiment, et son médecin l'exempte de service pour fatigue générale.

Ce n'est que le 7 janvier que l'on diagnostique une pleurésie à gros épanchement du côté gauche et qu'il est envoyé à l'hôpital militaire de Bourges. On pratique une ponction exploratrice le 8 au soir, et le 9 au matin, on retire 1.500 grammes de liquide jaune citrin, remplacé immédiatement par 15 cc. d'huile goménolée.

Dès ce jour, la température n'a cessé de décroître pour arriver à la normale le 16 janvier (Voir la courbe n° 1), à cette date on entend encore quelques frottements pleuraux à la base gauche.

Examen radioscopique (1). — Pas d'adhérence. Pas de liquide; immobilité légère du diaphragme gauche.

(1) Nos remerciements aux docteurs Engellard et Gaston, médecins-majors de 1ʳᵉ classe, qui ont bien voulu pratiquer plus de soixante analyses cytologiques et bactériologiques à l'hôpital de Bourges.

Nous remercions également le docteur Bordet, médecin aide-major de 1ʳᵉ classe, qui a pratiqué et interprété tous les examens radioscopiques des malades.

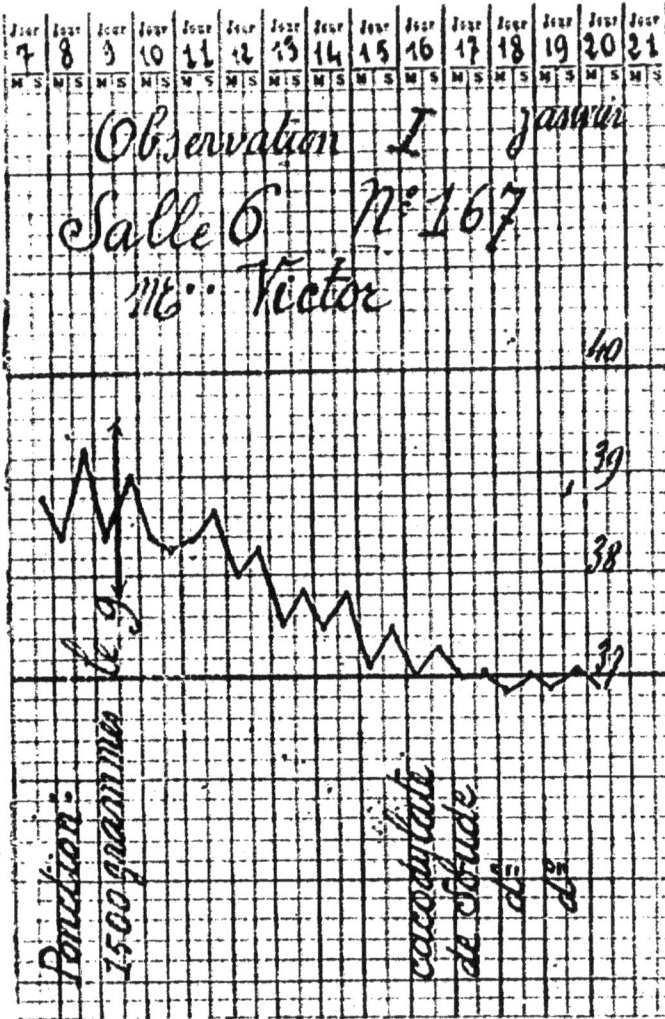

Observation II

Pleurésie gauche.

B... (Pierre), âgé de 38 ans, auxiliaire. Ouvrier à la pyrotechnie. — Salle 6, lit 187.

Antécédents héréditaires. — Mère décédée d'une pneumonie. Trois frères décédés : l'un d'une pleurésie, l'autre d'une pneumonie, le troisième d'une maladie inconnue.

Antécédents personnels. — Typhoïde à 13 ans.

La maladie actuelle a débuté vers le mois d'août 1915 par un gros rhume. Il avait à cette époque une légère oppression, peu d'appétit, et se sentait toujours fatigué. Jamais il n'a eu de névralgies intercostales. Il entre à l'infirmerie du 37ᵉ d'artillerie, le 4 janvier 1916, pour bronchite aiguë. En raison de sa forte température, il entre à l'hôpital militaire le 7 janvier où nous le voyons à la contre-visite. A son entrée, on note une grosse matité de toute la base gauche avec souffle à l'auscultation et absence du murmure respiratoire. La ponction est faite le 8 janvier au matin. On retire d'un seul coup deux litres de liquide. On injecte immédiatement 20 grammes d'huile goménolée. Depuis ce jour, la température n'a cessé de baisser jusqu'au 18 janvier, date à laquelle elle arrive à 37°. A cette date, la respiration s'entend jusqu'en bas. On n'entend pas le moindre râle. A la percussion, très légère matité à la base gauche. Vu à l'écran des rayons X, le 20 janvier, ce malade ne présentait pas d'obscurité du côté gauche. Il quitte l'hôpital le 22 janvier 1916 complétement guéri.

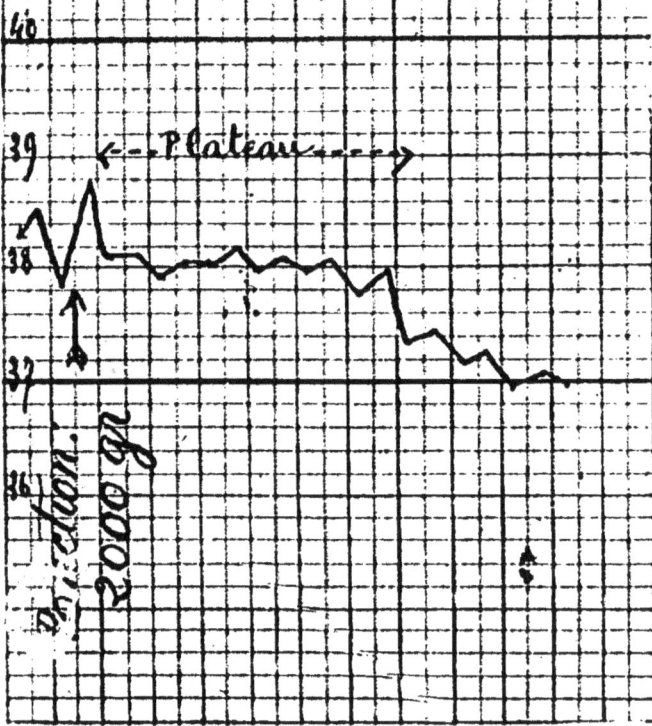

Jour 7	Jour 8	Jour 9	Jour 10	Jour 11	Jour 12	Jour 13	Jour 14	Jour 15	Jour 16	Jour 17	Jour 18	Jour 19
M S	M S	M S	M S	M S	M S	M S	M S	M S	M S	M S	M S	M S

Janvier

Observation 2
Salle 6 - N° 187

<--- Plateau --->

Injection 2000 gr

Observation III

Pleurésie gauche.

P... (Arsène), âgé de 37 ans, 37ᵉ d'artillerie. — Salle 8, lit 211.

Antécédents héréditaires. — Père décédé des suites d'hémiplégie gauche. Mère atteinte d'hémiplégie gauche depuis trois ans. Cinq frères tous bien portants. Le malade a eu trois enfants qui sont morts, l'un d'une maladie inconnue, l'autre d'une méningite, le troisième du tétanos.

Antécédents personnels. — Néant.

C'est par un gros rhume que la maladie qui nous intéresse a commencé fin novembre 1915. A cette époque, il va à la visite du 37ᵉ et on diagnostique une bronchite aiguë. Fin décembre, il a souffert légèrement du côté gauche et ce n'est que le 5 janvier 1916 qu'il entre à l'infirmerie du régiment pour sa bronchite. Il a eu ce jour-là de très gros frissons. Le 6 janvier, le médecin constate une légère matité à la base gauche. Le malade avait à ce moment une grosse température. Il entre à l'hôpital militaire le 8 au soir pour pleurésie gauche (1). Nous le ponctionnons dès le lendemain matin et nous retirons deux litres de liquide jaune citrin. Aussitôt on injecte 20 cc. « d'huile goménolée ». Le 11 janvier, à l'auscultation, on ne trouve pas de râle, mais une légère matité à la base gauche. Ce jour-là une ponction exploratrice n'a pas donné de liquide.

Examen radioscopique pratiqué le 17 janvier : Quelques adhérences du côté gauche, pas de liquide, quelques ganglions lymphatiques. Cœur légèrement déplacé vers la droite.

---

(1) Nous attirons l'attention sur le résultat obtenu dans le traitement de cette pleurésie, puisque les phénomènes aigus ont disparu en cinq jours de temps.

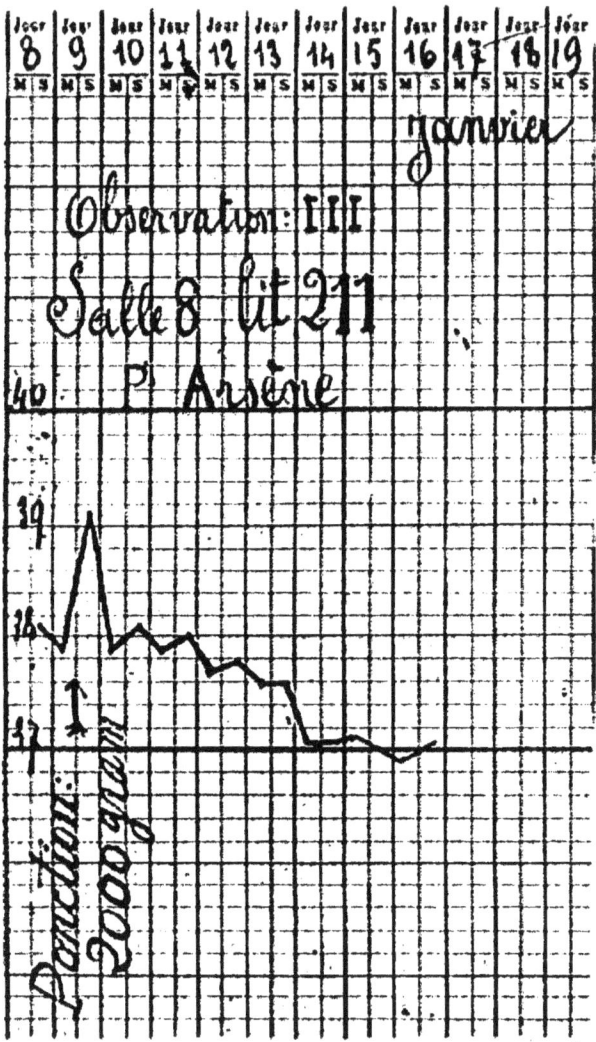

OBSERVATION IV

Pleurésie droite.

J... (Claude-Marie), âgé de 32 ans, auxiliaire. — Salle 6, lit 18.
Antécédents héréditaires et personnels. — Néant.

Le 30 décembre 1915, le malade a ressenti une grosse fatigue, et ce jour même un violent point de côté à droite. Néanmoins ce n'est que le 6 janvier 1916 qu'il se présente à l'infirmerie du 1er d'artillerie. Il y reste cinq jours. Il entre à l'hôpital le 11 au soir. A son entrée, nous trouvons une pleurésie à la base droite, sur un sujet très amaigri. Bien que la matité ne remonte pas très haut, il est asphyxiant. Ponctionné le 12 au matin, nous retirons 1 litre de liquide jaune citrin ; le lendemain 13, la température a augmenté, mais à partir de ce jour, elle n'a cessé de décroître pour arriver à 37° le 23 janvier. A notre avis, l'ascension de température du 13 est due à l'action des 10 centimètres cubes « d'huile goménolée » que nous avons injectés le jour même de la ponction. A l'auscultation, le 23 janvier, on ne trouve pas de râles et l'on entend la respiration jusqu'en bas. Vu à l'écran, pas la moindre trace de liquide. Pas d'obscurité même légère, un peu d'immobilité cependant du côté du diaphragme droit. Le cul-de-sac latéral droit est très transparent. Le malade quitte l'hôpital, le 27 janvier, complètement guéri.

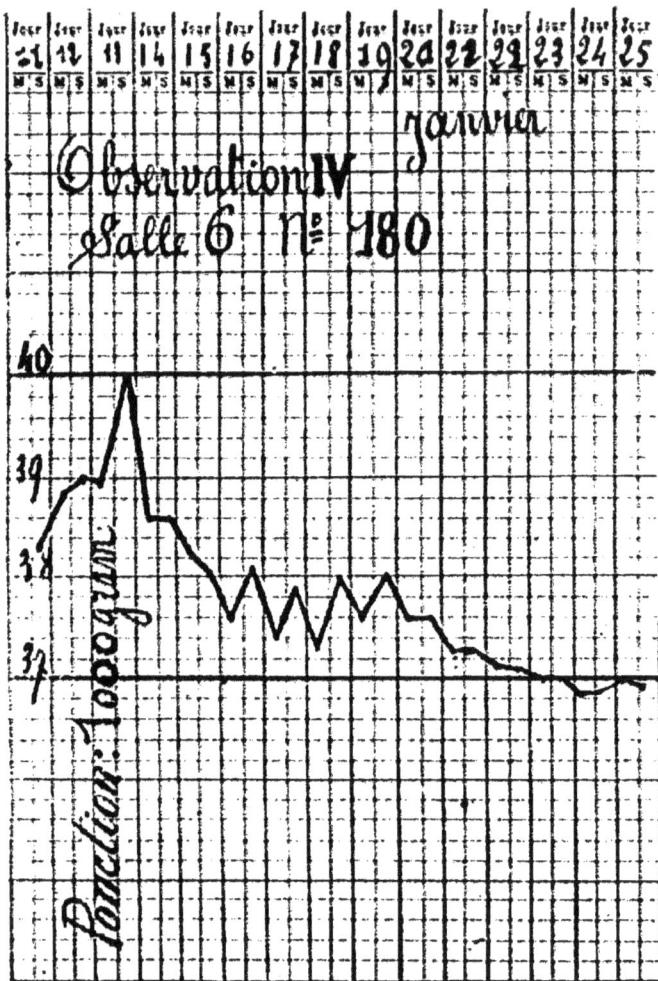

Observation IV
Salle 6   N° 180

Janvier

OBSERVATION V

Pleurésie gauche.

V... (Maurice), âgé de 20 ans, 120e d'artillerie. — Salle 6, lit 181.
Antécédents héréditaires et personnels. — Néant.

La maladie actuelle remonterait au 1er janvier 1916. Il se souvient très bien qu'à cette date, il a eu une respiration très difficile; que, depuis ce jour, il a perdu l'appétit et qu'il a maigri beaucoup. Le 15 janvier, il va à la visite du régiment pour une douleur violente sous le mamelon gauche. Le 17 au soir, il entre à l'hôpital pour pleurésie gauche avec épanchement. Le 18, nous pratiquons la ponction qui donne issue à 600 grammes de liquide très clair.

On injecte 6 grammes d'huile goménolée. A partir de ce jour, la température a oscillé aux environ de 39e jusqu'à fin janvier et ce n'est que le 31, pour la première fois, qu'elle arrive à 37°. Le 2 février, à l'auscultation, on perçoit une légère diminution du murmure respiratoire, à la base gauche. Vu à l'écran, le 9 février, on note une teinte grisâtre un peu accentuée extérieurement à la base gauche. Pas de liquide.

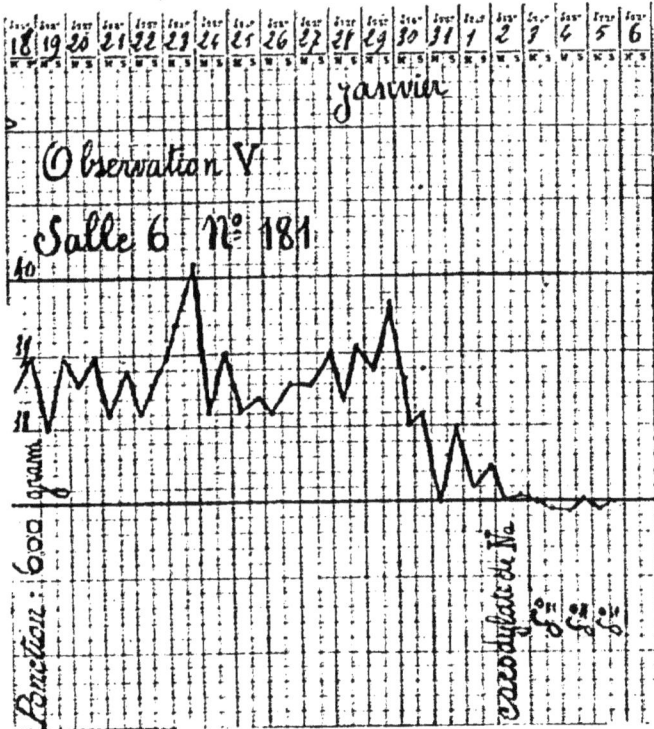

Observation V

Salle 6   N° 181

OBSERVATION VI

Pleurésie gauche.

S... (Jean), âgé de 23 ans, 37ᵉ d'artillerie, service auxiliaire pour faiblesse générale et palpitations. — Salle 8, lit 210.

Antécédents héréditaires. — Néant.

Antécédents personnels. — A eu une fluxion de poitrine à 2 ans et depuis de gros rhumes tous les hivers.

La maladie actuelle a débuté, vers le mois de novembre 1915, de la façon la plus classique, par des douleurs au côté gauche, une grosse fatigue, suppression de l'appétit. Vers la fin décembre, il va à la visite de son régiment, mais il n'entre a l'infirmerie que le 8 janvier pour bronchite aiguë. Il entre à l'hôpital militaire le 15 janvier, en raison de sa température élevée et aussi parce qu'il avait eu plusieurs crachats hémoptoïques. Le 16 au matin, on porte le diagnostic de pleurésie gauche sur un sujet tuberculeux. Quelques craquements, en effet, viennent confirmer ce diagnostic. La ponction est pratiquée le 17 au matin et nous retirons 600 grammes de liquide hématique. En même temps que la ponction, on injecte 6 grammes d'huile goménolée. L'état général du malade s'améliore peu à peu. Néanmoins, sa température ne baisse pas immédiatement, bien qu'il n'ait plus de liquide dans sa plèvre, puisqu'une ponction exploratrice pratiquée le 1 février a été une ponction blanche. A la percussion, pas la moindre matité. La respiration est complètement revenue. Le malade n'est pas essoufflé.

Examen radioscopique pratiqué le 15 février. Légère obscurité du cul-de-sac gauche, mais pas de liquide. Voir la courbe de température qui, bien qu'ayant appartenu à un sujet tuberculeux, s'arrête le 2 février, c'est-à-dire dix-sept jours après la ponction.

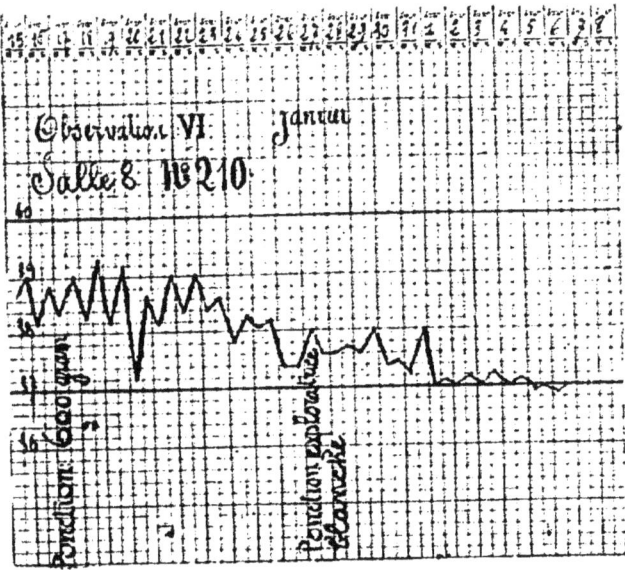

Observation VI — Janvier
Salle 8. N° 210

Ponction (600 gram)

Ponction exploratrice blanche

OBSERVATION VII

Pleurésie gauche.

P... (Étienne), âgé de 21 ans, 95ᵉ d'infanterie. — Salle 4, lit. 113.
A séjourné au front du 5 août 1914 au 9 septembre 1914. Évacué
pour balle dans le genou droit. Reparti au front le 29 novembre 1914
jusqu'au 25 janvier 1915, date à laquelle il est évacué pour congestion
des deux bases.

Antécédents héréditaires. — Une sœur décédée de la rougeole.

Antécédents personnels. — Longue crise de rhumatisme aigu en
1912.

Le 10 janvier, il était très bien portant, dit-il. Le 11, vers midi,
alors qu'il était de faction au conseil de guerre, il a eu un « tremble-
ment dans les jambes » et un mal de tête tel qu'il a dû s'aliter. Le 12,
à la suite de frissons violents, il entre à l'infirmerie du 95ᵉ d'infanterie pour courbature fébrile. Le 15 janvier, le médecin de l'infirmerie diagnostique une pleurésie à épanchement de la base gauche et
immédiatement le malade est envoyé à l'hôpital militaire où nous le
voyons le soir même. Ponctionné le 17 au matin, nous retirons
1.200 grammes de liquide légèrement hématique et aussitôt nous
injectons 12 grammes d'huile goménolée. Le malade, qui avait à ce
moment 39°, a continué à avoir une température aussi élevée jusqu'au 20 janvier et, à partir de ce moment, la température est descendue en lysis jusqu'au 26 janvier, date à laquelle il n'a plus de
fièvre.

A l'auscultation, légère diminution du murmure respiratoire à la
base gauche. Matité légère.

Examen radioscopique le 3 février. Légère lame de liquide à gauche.

Jour 16	Jour 17	Jour 18	Jour 19	Jour 20	Jour 21	Jour 22	Jour 23	Jour 24	Jour 25	Jour 26	Jour 27	Jour 28	Jour 29	Jour 30	Jour 31
M S	M S	M S	M S	M S	M S	M G	M S	M S	M S	M S	M S	M S	M S	M S	M S

Janvier

Observation VII

Salle 4   N° 143

40

39

38

37

36

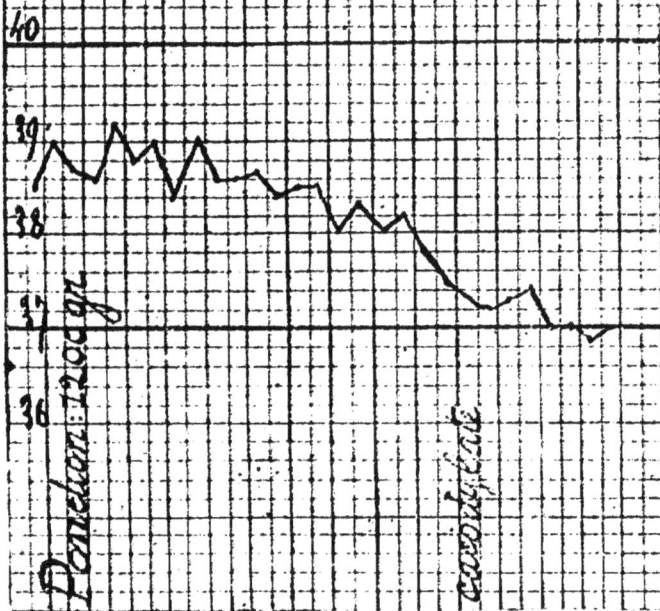

Ponction 120 gr

cicatrisée

OBSERVATION VIII

Pleurésie gauche.

D... (Pierre), âgé de 10 ans, 8ᵉ d'artillerie. — Salle 6, lit 167.

A séjourné au front du 5 août 1914 au 1ᵉʳ février 1916. N'a pas été évacué mais est venu en permission de six jours. C'est à ce moment qu'il a été malade.

Antécédents héréditaires. — Père mort d'une maladie de foie.

Antécédents personnels. — Néant.

C'est vers le 15 janvier qu'il a commencé à se sentir fatigué. Il avait une très forte température. Le 2 février au matin, il entre à l'hôpital; le 2 au soir, on lui retirait d'un seul coup deux litres de liquide jaune citrin, remplacé immédiatement par 20 cc. d'huile goménolée. Dès le 6 février, la température commence à baisser. Le 7, elle arrive à la normale et le 15, il sort complètement guéri. A sa sortie, on entend la respiration jusqu'en bas.

Examen radioscopique pratiqué le 15 février. — Pas de trace de liquide, mais une légère teinte grisâtre montrant un peu d'épaississement de la plèvre gauche.

Jour 2	Jour 3	Jour 4	Jour 5	Jour 6	Jo. 7	Jour 8	Jour 9	Jour 10	Jour 11
M S	M S	M S	M S	M S	M S	M S	M S	M S	M S

Février

Observation VIII

Salle 6   N° 167

40

39

38

37

Portion: 2000 gr

Caco Dylate

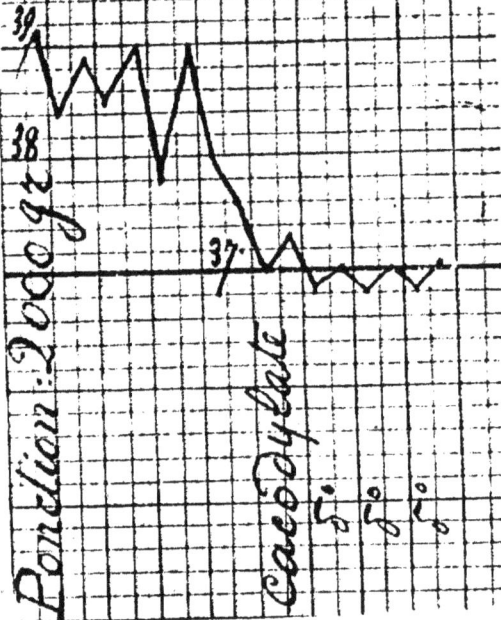

Observation IX

Pleurésie droite.

T... (Firmin), âgé de 30 ans, 37ᵉ d'artillerie. — Salle 10, lit 245 *bis*.
Antécédents héréditaires. — Néant.

Antécédents personnels. — A eu une bronchite il y a seize ans.
Depuis, il a toussé tous les hivers. Il a eu cinq rechutes et plusieurs
hémoptysies légères.

La maladie actuelle aurait débuté le 24 décembre 1915 par une
violente douleur au côté droit. Mais ce n'est que quelques jours plus
tard qu'il s'est présenté à la visite des « Hangars » (1). Le médecin
qui l'a examiné lui a donné à ce moment le traitement d'une bronchite spécifique. Ce n'est que le 1ᵉʳ février que ce malade entre à
l'hôpital militaire de Bourges, où nous retirons ce jour même
1.800 grammes de liquide jaune citrin et nous injectons ensuite 18 cc.
d'huile goménolée.

Dès le lendemain, la température monte à 39,5 et depuis on note
une grosse amélioration de tout l'état général. La température descend régulièrement en lysis jusqu'au 9 février où elle arrive à 37°,
date à laquelle le malade peut être considéré comme guéri.

A l'auscultation, on entend la respiration jusqu'en bas. Dès le
9 février, on entend à intervalle très irrégulier de très légers frottements.

L'examen radioscopique pratiqué le 15 février montre une légère
obscurité de la base droite, mais pas de niveau de liquide. Une ponction exploratrice pratiquée ce jour n'a rien donné.

_____

(1) Les « Hangars » étaient des casernements provisoires pour la troupe.

Jour 3		Jour 4		Jour 5		Jour 6		Jour 7		Jour 8		Jour 9		Jour 10		Jour 11		Jour 12		Jour 13	
M	S	M	S	M	S	M	S	M	S	M	S	M	S	M	S	M	S	M	S	M	S

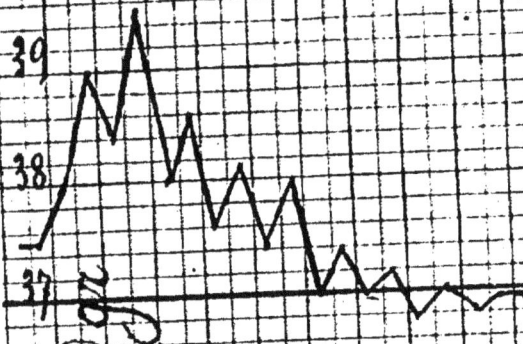

Février

Observation IX

Salle 10   N° 245

40

39

38

37

Ponction : 1800 gr

Cacodylate

Observation X

Pleurésie gauche.

P... (Alexandre), âgé de 31 ans, 8ᵉ section C. O. A. — Salle 8, lit 212.

Antécédents héréditaires. — Père décédé d'une tumeur de l'intestin. Un frère mort d'une tumeur blanche du genou.

Antécédents personnels. — Une bronchite il y a trois ans.

Vers la fin novembre 1915, le malade a eu une bronchite accompagnée de laryngite, qui a persisté jusque vers le 8 janvier. A cette date, il a eu une recrudescence de toux. Ce n'est que dans la dernière semaine de janvier cependant, qu'il entre à l'infirmerie de son régiment à la suite d'une douleur violente sous le mamelon gauche.

Le 3 février, il entre à l'hôpital militaire pour pleurésie gauche.

Ponctionné le 5 février, on retire 900 grammes de liquide jaune citrin. Aussitôt, on injecte 9cc. d'huile goménolée. La température qui n'était pas très élevée monte à 38,8 et se maintient à un niveau assez élevé jusque vers le 11. Elle descend ensuite pour arriver à 37° vers le 16 février.

A l'auscultation, on entend la respiration jusqu'en bas, mais on note à cette époque une légère matité.

A l'écran, le 20 février, on note : *obscurité du sommet droit, légère obscurité au sommet gauche. Signes certains d'une invasion bacillaire.*

Du côté de la base gauche, légère obscurité, mais pas de liquide.

Jour 3	Jour 4	Jour 5	Jour 6	Jour 7	Jour 8	Jour 9	Jour 10	Jour 11	Jour 12	Jour 13	Jour 14	Jour 15	Jour 16

Février

Observation: X

Salle 8 — N° 212

40

39

38

37

Pondtion: 900 gr.

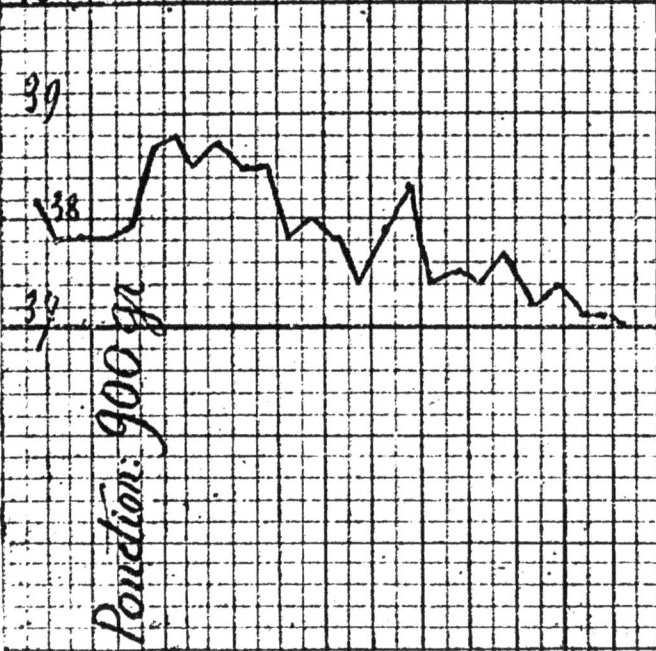

OBSERVATION XI

Pleurésie gauche.

F... (Adrien), âgé de 20 ans, 95ᵉ d'infanterie. — Salle 6, lit 180.
Antécédents héréditaires. — Néant.
Antécédents personnels. — Diphtérie, le 24 novembre 1915.

C'est à la fin de sa diphtérie qu'il contracte une pleurésie gauche. Le 1ᵉʳ février, il se plaint de frissons, d'une douleur violente au mamelon gauche, et dès le 2 février sa pleurésie était confirmée. Il entre à l'hôpital militaire le 4. Nous le ponctionnons le 5. Nous retirons 2.500 grammes de liquide jaune citrin. On injecte 20 cc. d'huile goménolée. Pas de réaction de température. Le 10, c'est-à-dire cinq jours après, il n'avait plus de fièvre. Le 12, il a eu un léger frisson qui a motivé une nouvelle mais bien légère poussée fébrile, qui, d'ailleurs, n'a pas eu de suite. Dès le 10, ce malade-là pouvait être considéré comme guéri. Nous pensons que c'est vraiment un résultat que d'obtenir une guérison aussi rapide dans des pleurésies à pareil épanchement.

A l'auscultation, on note : le 11, légère matité à la base gauche ; la respiration s'entend sur toute la hauteur du poumon.

A l'écran, teinte grisâtre du côté gauche dû à l'épaississement de la plèvre, mais pas de liquide.

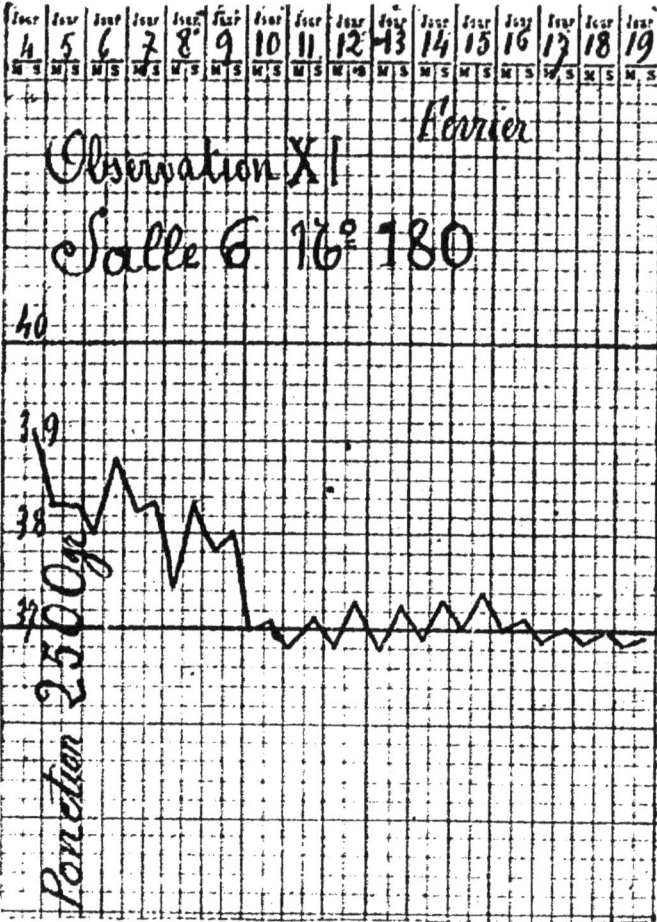

OBSERVATION XII

Pleurésie droite.

S... (Etienne , âgé de 20 ans, ouvrier à la manutention. — Salle 6, lit 171.

Antécédents héréditaires. — Néant.

Antécédents personnels. — Rougeole à l'âge de 10 ans. Au mois d'août 1915, une pleurésie à gros épanchement du côté gauche. Une ponction a permis de retirer 1.100 grammes de liquide.

La maladie actuelle aurait débuté vers le 15 janvier 1916. Il a commencé à cette époque à ressentir une douleur assez violente sous le mamelon droit. Le 2 février, il entre à l'infirmerie pour bronchite aiguë. Le 4, il entre à l'hôpital pour pleurésie droite. A l'auscultation, on trouve aux deux sommets de nombreux craquements secs, ce qui indique l'invasion bacillaire du sujet. Nous constatons une pleurésie à épanchement relativement faible du côté droit. La ponction pratiquée le 5 permet de retirer 600 grammes de liquide jaune citrin. On injecte 8 cc d'huile goménolée. La température qui n'était guère que de 38° s'est élevée à près de 39° jusqu'au 8 février. Le 9 sa température était de 37°, et s'y maintenait définitivement. Dix jours plus tard, il quittait l'hôpital par réforme temporaire. A sa sortie, on note une légère matité suspendue du côté droit.

Vu à l'écran le 15 février, obscurité légère du côté droit à la partie inféro-externe du poumon, avec une zone de clarté, immédiatement au-dessus du diaphragme. L'obscurité ressemble en quelque sorte à un croissant suspendu à la partie externe de ses côtes.

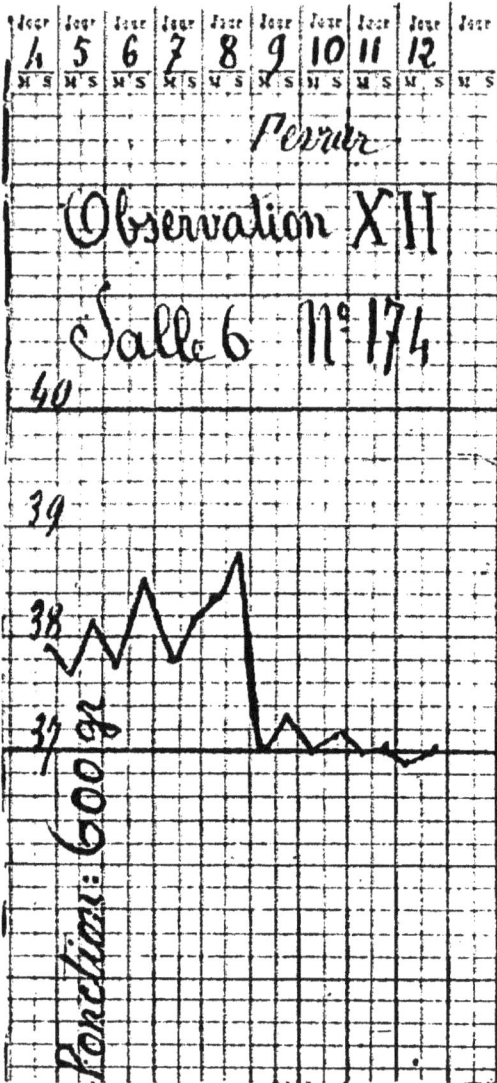

Jour	Jour	Jour	Jour	Jour	Jour	Jour	Jour	Jour	Jour
4	5	6	7	8	9	10	11	12	
M S	M S	M S	M S	M S	M S	M S	M S	M S	M S

Fevrier

Observation XII

Salle 6   N° 174

Observation XIII

Pleurésie gauche.

R... (Jean), âgé de 38 ans, 37ᵉ d'artillerie. — Salle 6, lit 162.

Antécédents héréditaires. Père et mère inconnus.

Antécédents personnels. — Affirme n'avoir jamais été malade de sa vie.

Chemineau des grands chemins, très endurci au mal, il se plaît à dire que pour lui la maladie n'existe pas. C'est à la suite d'une visite sanitaire générale et parce qu'on avait remarqué qu'il toussait beaucoup, que le 11 février le médecin du régiment l'ausculta et posa le diagnostic de bronchite aiguë. Il refusa d'entrer à l'infirmerie. Cependant, malgré son endurance, le 15 février, il eut une douleur telle sous le mamelon gauche qu'il dut s'aliter. Le médecin du 37ᵉ d'artillerie l'envoya immédiatement à l'hôpital militaire, pour pleurésie à épanchement. Par suite de l'encombrement du service, la ponction n'a pu être pratiquée que le 19 au matin. On retire 1.300 grammes de liquide jaune citrin, que l'on remplace immédiatement par 13 cc. d'huile gomenolée, qui donne une légère réaction thermique. Dès le lendemain, on entendait parfaitement la respiration sur toute la hauteur du poumon gauche. Quelques râles, quelques frottements pleuraux furent alors les seules traces de sa pleurésie. Très indocile, ce vagabond se leva dès le premier jour de son hospitalisation, et on dut lui supprimer les vêtements. Dès le 21 février, sa température s'est mise à baisser régulièrement jusqu'au 29 où elle arrivait à 37°.

Ponctionné à sa sortie, on n'a pas retiré de liquide.

Le malade quitte l'hôpital pour reprendre son service n'ayant pas de famille pour le recevoir.

Vu au rayon X le 4 mars, on constate une légère teinte grisâtre du côté gauche, pas de liquide.

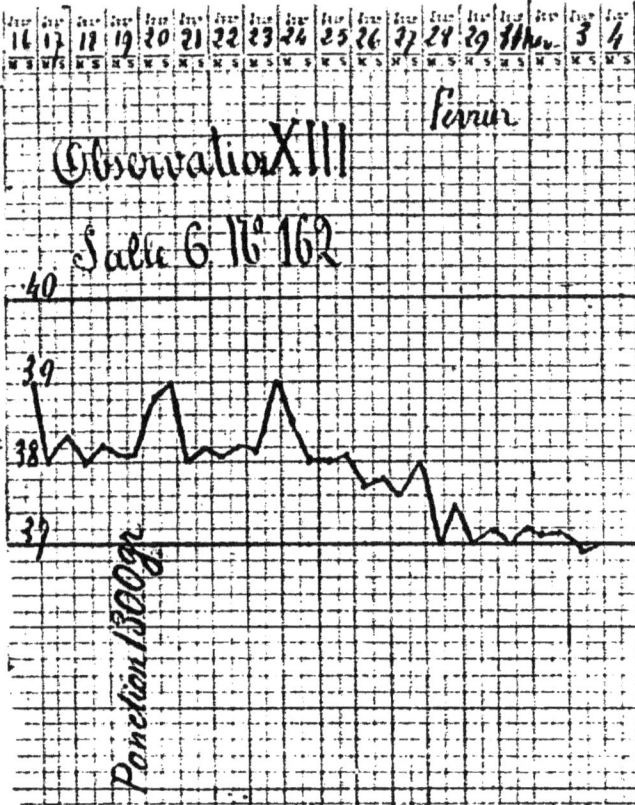

Observation XIV

Pleurésie gauche.

F... (Eugène), âgé de 34 ans, service auxiliaire. — Salle 4, lit 128.

Antécédents héréditaires. — Père décédé à 70 ans. Mère décédée de tuberculose pulmonaire. Sœur décédée de maladie inconnue.

Antécédents personnels. — Néant.

Depuis la fin octobre 1915, il se sentait constamment fatigué, il maigrissait légèrement, transpirait la nuit, avait perdu l'appétit. Il va à la visite du régiment, au début de novembre, pour bronchite légère. Nous pouvons considérer qu'à ce moment le malade a fait un ensemencement bacillaire. Le 12 janvier, il va à la visite pour une névralgie intercostale qui persiste jusqu'au 23 février. Les nombreuses pointes de feu qui lui furent appliquées par le médecin de Rég... n'arrivèrent pas à le calmer.

Le 23 février, à minuit, on nous apporte le malade dans le coma à l'hôpital militaire, avec le diagnostic de méningite. Nous trouvons, en effet, ce malade couché dans la position en chien de fusil, qui pouvait laisser supposer cette dernière affection. Nous cherchons naturellement tous les signes cliniques de la méningite, nous n'en trouvons aucun. Dans les diverses manipulations pratiquées pour examiner le malade, nous avons remarqué qu'il se tenait constamment couché sur le côté gauche. Mis sur le côté droit, il revint sur le côté gauche immédiatement. Ne parlant pas, on ne put tirer de lui aucun renseignement. Mais son attitude couché sur le côté gauche nous avait laisser supposer une affection pulmonaire. A l'auscultation, nous trouvons, en effet, tous les signes cliniques d'une pleurésie avec épanchement. La thoracentèse est pratiquée immédiatement et permet de retirer 600 grammes seulement de liquide jaune citrin. On injecte 6 grammes d'huile goménolée. Immédiatement après la ponction, le malade parle. Le coma était donc bien dû à l'épanchement. Pendant deux jours, la température est restée supérieure à 39°, puis à partir de cette date elle a commencé à descendre rapidement en lysis pour atteindre 37 le 2 mars. Le 10 mars, il quittait l'hôpital pour une convalescence de trois mois. Il n'avait plus aucun signe clinique de son affection à sa sortie.

A l'auscultation, on entend la respiration sur toute la hauteur du poumon. Légère matité à la percussion.

L'examen radioscopique pratiqué le 9 mars montre une légère teinte grisâtre de la base gauche, mais pas de liquide.

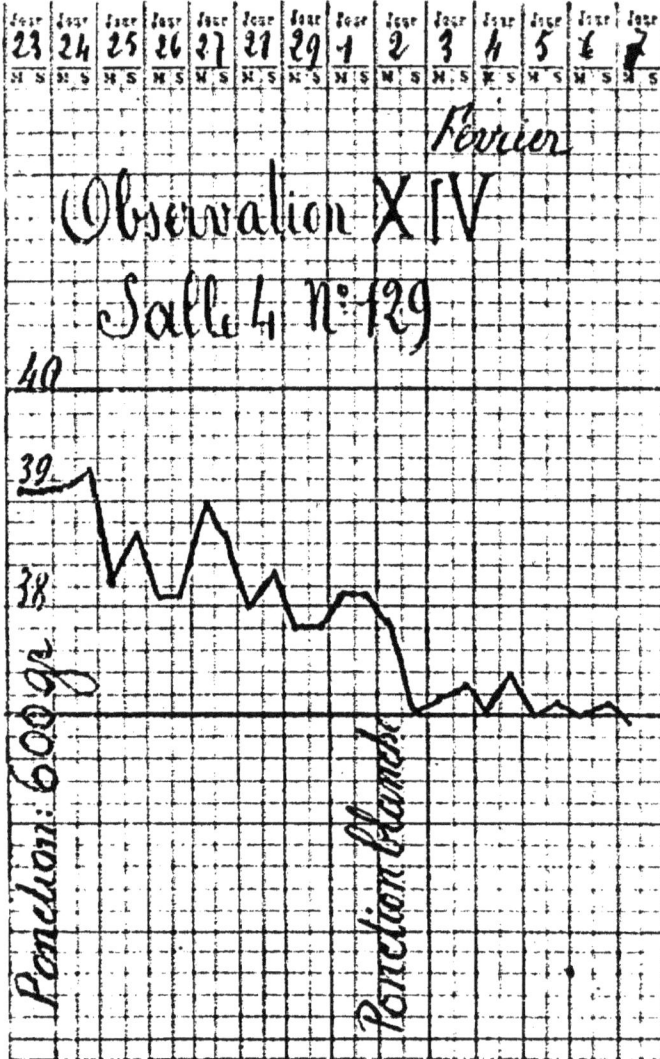

OBSERVATION XV

Pleurésie gauche.

B... (Lucien), âgé de 19 ans, 95ᵉ d'infanterie.

Antécédents héréditaires. — Néant.

Antécédents personnels. — A eu une bronchite en 1912. Un embarras gastrique fébrile en 1911.

La maladie actuelle aurait débuté vers le 10 mars par des frissons et des maux de tête. Le 28 mars, il entre à l'infirmerie pour courbature fébrile. Sa température ne dépassait pas 38,7. Il toussait légèrement. Le 5 avril, il entre à l'Hôpital n° 1 pour albumine. Le 7, on l'envoie à l'hôpital militaire pour pleurésie gauche.

Nous le ponctionnons le jour même et nous retirons 300 grammes de liquide seulement. En même temps nous injectons 5 cc. d'huile goménolée. A partir de cette date, on n'entend plus à l'auscultation ni souffle, ni râle. Le 10, sa température était normale.

La pression artérielle prise au sphygmomanomètre de Pachon donne : avant la ponction, 15 et 9 ; immédiatement après, 14 et 8.

L'albumine signalée le 5 avril n'était qu'un symptôme de l'invasion tuberculeuse, ce qui est assez fréquent.

A sa sortie, d'ailleurs, l'analyse d'urine n'a rien décelé.

Examen radioscopique pratiqué le 15 avril. — Légère obscurité de la base gauche. Pas de liquide.

Jour 7	Jour 8	Jour 9	Jour 10	Jour 11	Jour 12	Jour 13	Jour	Jour
M S	M S	M S	M S	M S	M S	M S	M S	M S

Avril

Observation XV

Salle 6 N° 170

40

39

38

37

Ponction 300 gr

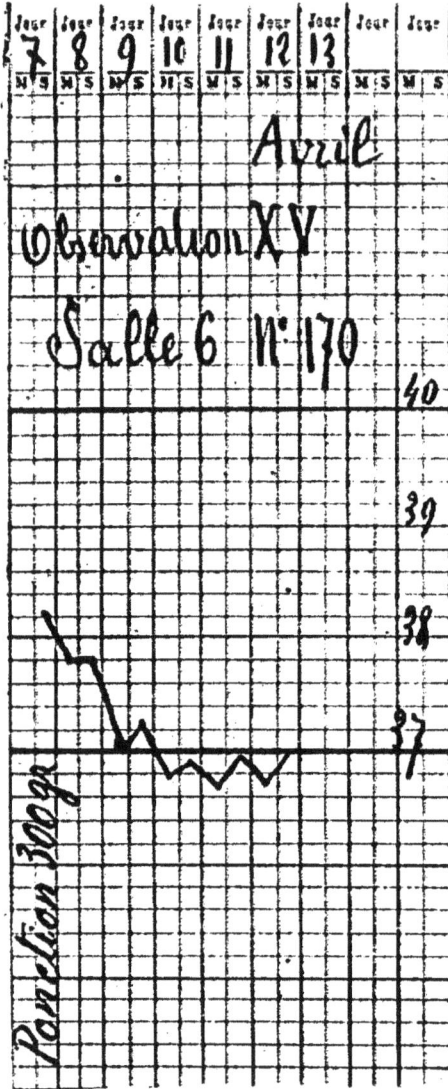

Noter la rapidité de la descente de la courbe.

Observation XVI

Pleurésie droite.

T... (Pierre), âgé de 35 ans, 37ᵉ artillerie, service auxiliaire pour malformation congénitale du pied gauche. — Salle 6, lit 171.

Antécédents héréditaires. — Père décédé de bronchite chronique à 62 ans. Mère décédée des suites d'une hémiplégie.

Antécédents personnels. — A eu une grosse bronchite en mars 1911, et à la suite de cette bronchite une hémoptysie très abondante.

La maladie actuelle a débuté le 10 mars 1916 Il a eu ce jour même un violent point de côté à gauche. Le 11, il a une hémoptysie légère et c'est cette dernière affection qui le fait entrer à l'hôpital le 18 mars.

Dès son entrée on constate, avec des nombreux craquements au sommet gauche, l'existence d'une pleurésie à faible épanchement à la base gauche.

La ponction permet de retirer 350 grammes seulement de liquide jaune citrin. On injecte 10 cc. d'huile goménolée. Treize jours après le malade n'avait plus de température. A l'auscultation, à sa sortie, la respiration est très soufflante au sommet droit. Le murmure respiratoire légèrement diminué du côté gauche s'entend très bien cependant sur toute la hauteur du poumon.

Examen radioscopique. — Le 2 février, on trouve une légère obscurité à la base gauche; une ponction pratiquée immédiatement après cet examen n'a donné issue à aucun liquide.

Observation XVI

Salle 6 N° 174

Mars

40

39

38

37

Poncion 350 m

OBSERVATION XVII

Pleurésie gauche.

L..., (Georges), âgé de 35 ans, ouvrier à la pyrotechnie, mis dans le service auxiliaire pour faiblesse générale. — Salle 8, lit 220.

Antécédents héréditaires. — Mère décédée de maladie inconnue. Cinq frères mort-nés (probablement hérédo-syphilitiques).

Antécédents personnels. — Une bronchite le 1er novembre 1915.

La maladie actuelle aurait débuté, le 20 mars 1916, par une violente douleur du côté gauche. A cette date, il n'avait aucun signe d'auscultation puisque le médecin du 37e n'a pu porter que le diagnostic de névralgie intercostale. Ce n'est que le 29 mars qu'il va à la contre-visite du soir, à l'infirmerie du régiment, et qu'on le dirige le soir même sur l'hôpital militaire pour pleurésie gauche.

Dès son arrivée, nous retirons 1.800 grammes de liquide en une seule fois. Nous injectons aussitôt 18 grammes d'huile goménolée. Dès le lendemain, on entend la respiration sur toute la hauteur du poumon. On perçoit quelques râles et à la percussion une légère matité. Le 1 avril, ce malade, qui avait 39° à son entrée, n'avait plus que 37°.

Cette pleurésie de 1.800 grammes a pu être guérie dans ses phénomènes aigus en l'espace de cinq jours.

Examen bactériologique. — Pratiqué le 30 mars il donne : Pas de microbes, lymphocytes nombreux. Quelques rares hématies.

Examen radioscopique — Légère obscurité de la base gauche. Pas de liquide. Il fut pratiqué le 12 avril.

Composition chimique du liquide pleurétique.

Le liquide retiré de la plèvre du soldat L...., salle 8, lit 220, est de couleur jaune citrin. Sa densité prise au densimètre est de 1.020. Il est alcalin.

La recherche et la détermination des albumines a été faite d'une façon très complète par M. Thibaut, pharmacien aide-major de 1re classe, chimiste-expert de la 8e région. La méthode et les résultats obtenus sont les suivants :

On filtre 50 cc. de liquide; ce qui reste sur le filtre est un caillot de : *fibrine*.

30 cc. de ce liquide bien filtré sont acidulés légèrement par quelques gouttes d'acide acétique cristallisable, comme il est recommandé par le *Formulaire pharmaceutique des hôpitaux militaires* (t. II, p. 168). On obtient en agitant un précipité que l'on laisse au repos. Ce précipité est soluble dans l'acide acétique concentré, donc : *nucléo-albumine*.

Si l'on filtre ce précipité obtenu, on obtient une solution qui, traitée par 4 gouttes d'acide trichloracétique à un cinquième et porté à l'ébullition pendant une demi-minute, donne un précipité qui, filtré, va donner le précipité et la solution.

30 cc. de liquide débarrassé des nucléo-albumines par précipitation à froid au moyen de l'acide acétique et neutralisé par une solution KOH et NaOH jusqu'au virage rose de la phtaléine, on obtient un précipité insoluble à chaud : *globuline*.

La solution acidulée par 2 ou 3 gouttes d'acide acétique à un dixième et porté à l'ébullition donne un précipité insoluble par l'addition de quelques gouttes d'acide acétique cristallisable : *serine*.

Reprenons la solution du précipité par l'acide trichloracétique à un cinquième. Cette solution, séparée bouillante du précipité (il y en a un), est abandonnée au refroidissement et, qu'il y ait ou non précipité, prendre 20 cc. de liquide et y ajouter vivement du sulfate d'ammoniaque cristallisé à saturation. Laisser reposer et filtrer. Ajouter au filtratum 2 à 3 gouttes de solution très étendue de SO⁴Cu et un très léger excès de NaOH. On a une coloration violette : *peptones*.

Réactions de contrôles.

Nucléo-albumine. — On mélange au liquide pleurétique 3 volumes d'eau, on en verse dans deux tubes dont l'un sert de témoin. L'autre est acidulé par l'acide acétique. Si l'on a des pseudo-mucines, on a un précipité louche, appréciable par comparaison. Si ce précipité est abondant, ce qui est le cas, le recueillir, le laver, le dissoudre dans une solution de phosphore (à l'aide du réactif nitromolybdique) dans ce dernier précipité après avoir calciné avec AzO³K et NaOH.

Globuline. — Précipitée par un courant d'acide carbonique et par les solutions concentrées de NaCl et sulfate d'ammoniaque.

Serine. — [Précipitée par le sulfate d'ammoniaque en excès et par les acides minéraux concentrés.

Peptones. — La liqueur obtenue par filtration du liquide saturé par le sulfate d'ammoniaque dilué de son volume d'eau est précipitée par le tanin acétique.

Nota. — Pour la recherche des peptones, on doit opérer sur des liquides frais.

Recherche du sucre.

Le liquide traité par la chaleur en milieu acétique faible, on obtient un fort précipité blanc très épais. On filtre et cette solution très claire, mais peu abondante, est traitée par le liquide de Courtonne (acétate de Pb à 30 p. 100). On obtient un précipité blanc que l'on filtre.

La solution traitée par la liqueur de Fehling donne un précipité abondant, rouge brique, caractéristique de la présence du *sucre.*

Sels de chaux.

On traite par la chaleur pendant dix minutes le liquide pleurétique dans le milieu acétique. On obtient un précipité abondant qui est filtré.

La solution est traitée par l'oxalate d'ammoniaque. On obtient un précipité insoluble dans l'acide acétique. Nous avons des *sels de chaux.*

Vérification. — Examiné au microscope on aperçoit en quantité des cristaux d'oxalate de chaux. Ces cristaux sont, pour la plupart, étoilés à quatre branches.

En résumé.

On trouve dans un liquide pleurétique de la *fibrine,* des *nucléo-albumines,* de la *globuline,* des *serines,* des *peptones,* du *sucre,* des *sels de chaux.*

Pas d'*acétosoluble,* pas de *mucine,* pas d'*albumine* (1).

Nota. — Nous avons recherché la réaction de Rivalta qui a montré que nous avions affaire à une pleurésie franche et non à un hydro-thorax (les fumées de cigarettes étaient très apparentes).

---

(1) Nous remercions M. Thibaut, pharmacien aide-major de 1re classe, chimiste-expert de la 8e région, pour l'analyse chimique ci-dessus qu'il a bien voulu nous faire.

Jour	Jour	Jour	Jour	Jour	Jour	Jour	Jour	Jour	Jour	Jour	Jour	Jour	Jour
29	30	31	1	2	3	4	5	6	7	8			

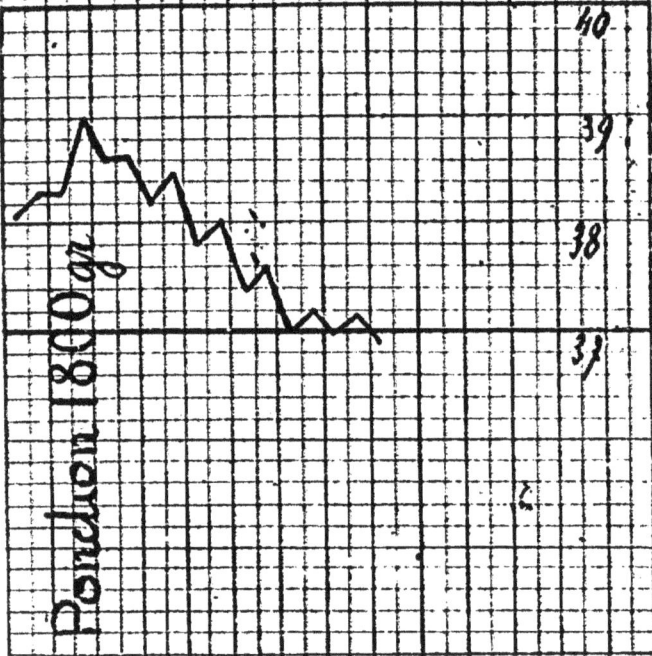

Mars

Observation XVII

Salle 8   N° 220

OBSERVATION XVIII

Pleurésie gauche.

L.... (Jean). 8ᵉ section C. O. A. auxiliaire, pour faiblesse de constitution. — Salle 6, lit 160.

Antécédents héréditaires. — Néant.

Antécédents personnels. — Nombreux rhumes et une grosse bronchite en 1915.

La maladie actuelle a débuté, vers le 5 avril, par de l'essoufflement et une violente douleur au côté gauche. Ce même jour, il va à la visite du 95ᵉ d'infanterie où il est purgé pour embarras gastrique fébrile. Le 9, il retourne à la visite et on l'envoie cette fois à l'hôpital militaire pour pleurésie gauche. La ponction pratiquée le 11 avril nous permet de retirer 1.800 grammes de liquide jaune citrin.

Nous injectons aussitôt 18 cc. d'huile goménolée. Le 18 avril, il n'a plus de température, il peut être considéré comme guéri.

A l'auscultation, on entend la respiration sur toute la base gauche.

Examen radioscopique. — Très légère lame de liquide dans le cul-de-sac latéral gauche.

Pression artérielle. — Avant la ponction : avec l'appareil Pachon, 15 et 8; après la ponction, 12 et 9. A sa sortie, 15 et 10.

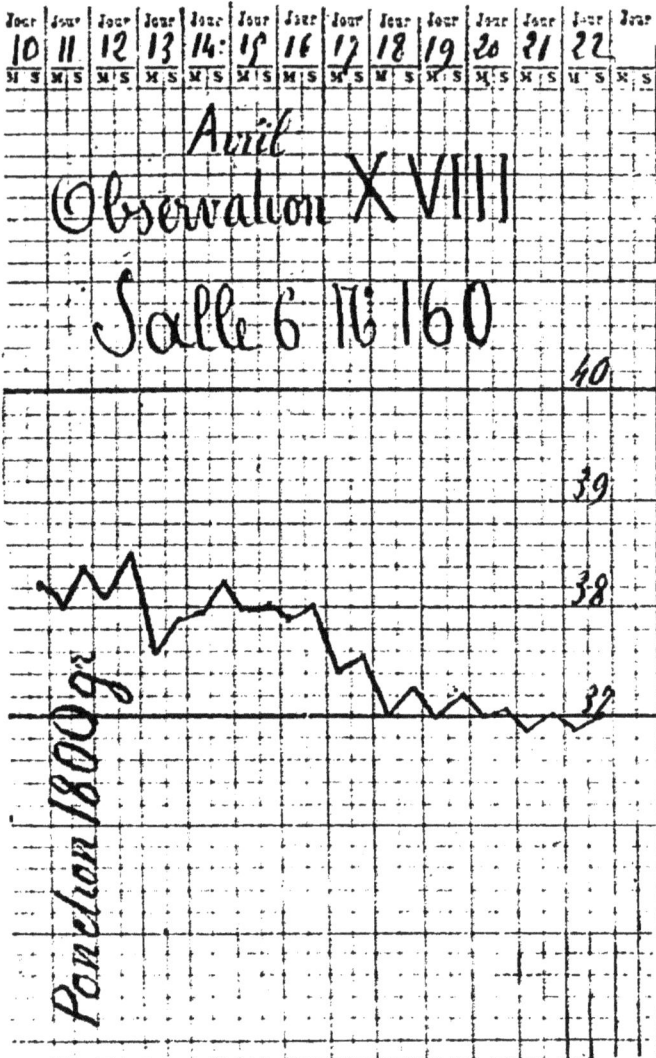

Jour 10	Jour 11	Jour 12	Jour 13	Jour 14	Jour 15	Jour 16	Jour 17	Jour 18	Jour 19	Jour 20	Jour 21	Jour 22

Avril

Observation XVIII

Salle 6 N° 160

40

39

38

37

Ponction 1800 gr.

OBSERVATION XIX

Pleurésie droite.

P... (Fernand), âgé de 21 ans, 8e escadron du train, service auxiliaire pour cardiopathie. — Salle 8, lit 202.

Antécédents héréditaires. — Un frère mort de maladie inconnue.

Antécédents personnels. — Rougeole à douze ans.

La maladie actuelle a débuté par une légère douleur au côté droit le 21 mars, c'est-à-dire trois ou quatre jours avant son entrée à l'hôpital où il entre le 28 mars avec une température de 39°.

On note à l'auscultation une grosse matité sur toute la hauteur des deux tiers inférieurs du poumon droit. On porte le diagnostic de pleurésie. La thoracentèse pratiquée le 30 mars donne issue à un litre de liquide jaune citrin, remplacé par 10 cc. d'huile goménolée.

La température monte à 40° et oscille pendant quelques jours entre 39° et 40°. Le 3 avril, le liquide s'était reformé. Nous ponctionnons ce jour même et nous retirons encore un litre de liquide. On injecte à nouveau 10 cc. d'huile goménolée. Le soir même, la température était de 40°.

Mais à partir de ce jour elle n'a cessé de baisser progressivement pour arriver à 37° le 14 avril.

A sa sortie, on note à l'auscultation : En avant, légère diminution du murmure respiratoire à droite. En arrière, quelques légers craquements au sommet gauche. Diminution légère du murmure respiratoire, en bas, en arrière et à droite.

Examen radioscopique. — Pratiqué le 20 mars. Pas de liquide, légère obscurité à la base droite, immobilité partielle du diaphragme droit.

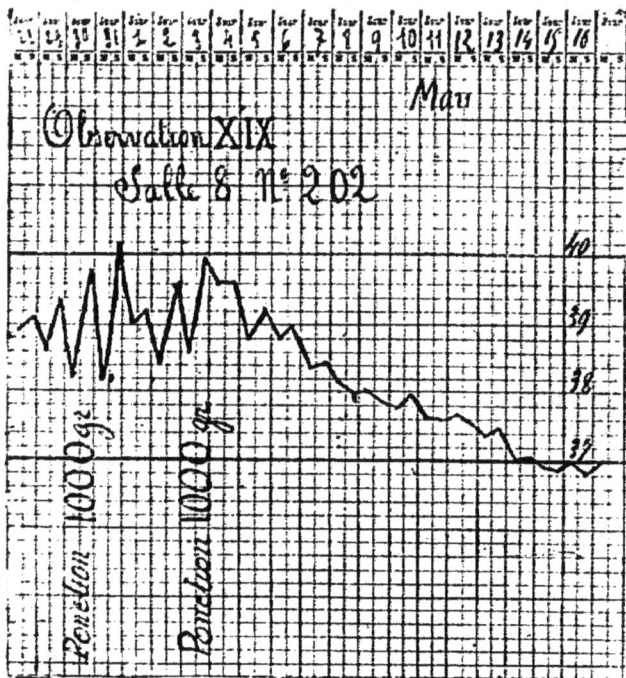

Observation XX

Pleurésie gauche.

L.... (Alain), âgé de 25 ans, 33ᵉ d'artillerie. — Salle 8, lit 225.

Antécédents héréditaires. — Néant.

Antécédents personnels. — Angine à répétition, quelques bronchites légères et une plus tenace qui a duré deux mois en 1911.

La maladie actuelle aurait débuté, il y a trois mois, par une douleur vague mais persistante au côté gauche, ce qui prouve *qu'il y a une réaction nécritique due aux toxines du bacille de Koch*, qui doit se produire avant l'inflammation.

Il arriva à la visite du 33ᵉ d'artillerie le 2 mars, pour la première fois. On porte le diagnostic de pleurésie gauche et il entre à l'hôpital militaire le 4 au soir.

Le 5, la thoracentèse donne 700 grammes de liquide. On injecte 10 cc. d'huile goménolée. Le 7, le liquide étant reformé, on en retire encore 700 grammes puis on injecte à nouveau 10 grammes d'huile goménolée. Le 12, il était guéri de sa pleurésie lorsque le 13 il a une amygdalite aiguë qui a duré jusqu'au 20.

La raison pour laquelle nous avons dû le ponctionner deux fois est que nous n'avions pas attendu suffisamment et que le liquide inflammatoire n'était pas formé en totalité la première fois.

A l'auscultation, à sa sortie le 26 mars, aucun craquement, pas le plus petit râle de bronchite.

Examen radioscopique. — Pratiqué le 26 mars, poumon absolument normal, pas d'épaississement pleural, pas de liquide.

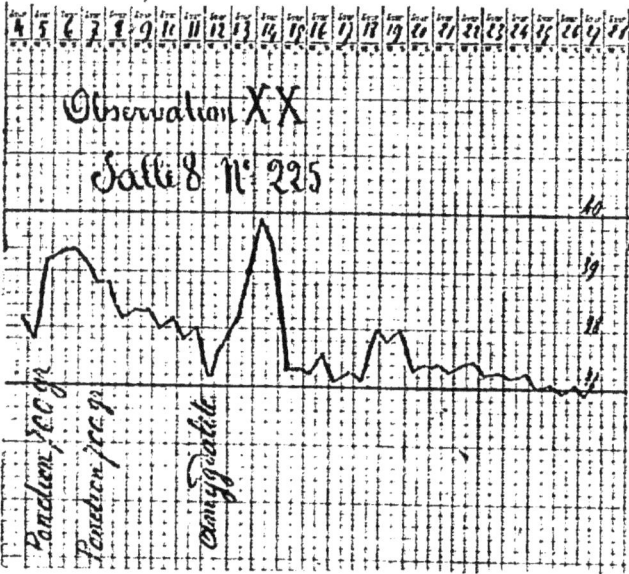

Observation XXI

Pleurésie gauche.

G... (Prosper), âgé de 20 ans, 7ᵉ d'artillerie, service auxiliaire. — Salle 8, lit 211.

Antécédents héréditaires. — Le père a eu une pleurésie à l'âge de 27 ans et depuis cette époque de nombreuses bronchites. La mère serait soignée pour une bronchite spécifique. Une de ses sœurs a eu une pleurésie et plusieurs bronchites. Le malade a eu trois frères morts jeunes d'affections inconnues.

Antécédents personnels. — De nombreuses bronchites : fut mis dans le service auxiliaire pour faiblesse de constitution.

La maladie actuelle a débuté par une faiblesse générale avec courbature, céphalée, douleurs au côté gauche et quelques vagues douleurs lombaires.

Il va à la visite pour la première fois, le 23 décembre 1915. Le médecin qui le voit porte le diagnostic de bronchite et lui donne deux jours de repos. Le 25 décembre, il retourne à nouveau à la visite. Cette fois on trouve une pleurésie à très gros épanchement du côté gauche.

Envoyé à l'hôpital le jour même, on lui met quelques ventouses scarifiées. Comme le résultat fut plutôt médiocre, le 28 décembre nous pratiquons la thoracentèse. Elle donne issue à 1.700 grammes de liquide jaune citrin. Nous injectons 17 grammes d'huile goménolée.

A partir de ce jour, la température n'a cessé de baisser en lysis pour arriver à 38° le 3 janvier, où elle se maintient en plateau jusqu'au 8 janvier. Elle redescend ensuite et arrive à la normale le 12. A cette date, on trouve à l'auscultation une légère diminution du murmure respiratoire à gauche.

Une ponction exploratrice pratiquée le 15 janvier n'a donné issue à aucun liquide.

A l'écran, pas de niveau de liquide. Légère obscurité à la base gauche.

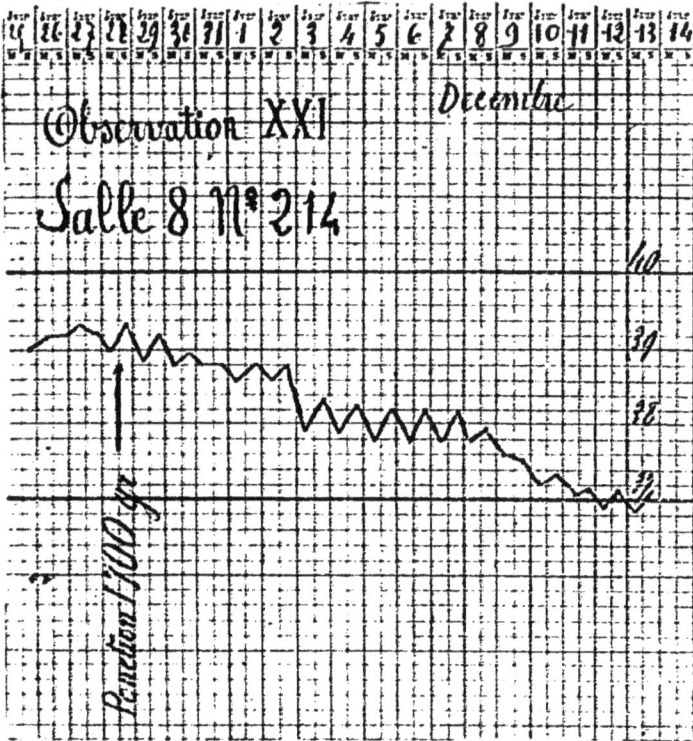

Observation XXI

Salle 8 N° 214

Décembre

OBSERVATION XXII

Pleurésie gauche.

B... (Roger), âgé de 19 ans, 95ᵉ d'infanterie. — Salle 10, lit 210.

Antécédents héréditaires. — Mère décédée de tuberculose pulmonaire. Son père rhumatisant a eu une pleurésie sèche en 1911. Un frère mort-né.

Antécédents personnels. — Une angine à 12 ans.

Il entre à l'hôpital, le 23 janvier, pour pleurésie gauche. Ponctionné le jour même, on retire 1.200 grammes de liquide jaune citrin. On injecte aussitôt 12 grammes d'huile goménolée.

La température monte à 40° jusqu'au 25 janvier. A partir de cette date, elle baisse très rapidement, pour arriver à 37°, le 6 février. A l'auscultation, il reste à cette époque quelques râles légers à la base gauche. Pas d'épanchements, pas d'abolition du murmure respiratoire.

A l'écran, le 10 février, on note une légère obscurité de la base gauche. Pas de lame de liquide.

OBSERVATION XXIII

Pleurésie gauche.

B... (Amédée), âgé de 20 ans, service auxiliaire pour faiblesse générale, 37ᵉ d'artillerie. — Salle 8, lit 223.

Antécédents héréditaires. — Un frère décédé à l'âge de 11 ans d'une pleurésie.

Antécédents personnels. — Néant.

La maladie actuelle a débuté le 1ᵉʳ janvier 1915 par une violente douleur au côté gauche et une très grande fatigue. Le 9 janvier, il entre à l'infirmerie du régiment pour névralgie intercostale avec une température de 39°. Le 13 janvier, il entre à l'hôpital pour pleurésie gauche à gros épanchement. A son entrée, nous trouvons une forte matité à la base gauche remontant très haut. Nous le ponctionnons le 14. Nous retirons 1.700 grammes de liquide jaune citrin. La température, qui était de 39°, baisse immédiatement en lysis. Nous avons injecté le jour de la ponction 17 grammes d'huile goménolée. Le 5 février, nous pratiquons une ponction exploratrice sans résultat.

A l'auscultation, on entend la respiration sur toute la hauteur du poumon. A la percussion, légère matité du côté malade.

L'examen radioscopique est pratiqué le 10 février. Légère obscurité de la base gauche. Pas de niveau de liquide.

Malades ponctionnés tardivement.

Contrairement aux observations précédentes, lorsqu'on attend un certain nombre de jours après la formation du liquide pour ponctionner complètement la plèvre et injecter l'huile goménolée, la température continue à osciller dans la majorité des cas sans nouvelle ascension thermique, le jour de l'opération, autour du chiffre près duquel elle se trouvait au moment de la ponction.

Nous avons dit ailleurs que le liquide pleural était un liquide toxique, à toxicité relativement faible, nous le voulons bien, mais il n'en est pas moins vrai que l'organisme en est imprégné et que c'est pour cette raison que les malades font de la fièvre.

Le sujet traité tardivement doit donc mettre un certain nombre de jours pour éliminer le poison qu'il a absorbé. C'est, en effet, ce qui se passe, et la durée de la période aiguë de l'affection s'en trouve prolongée.

Ainsi dans l'observation XXV, qui est un exemple parfait de cas, si on compte la durée de la maladie à partir de son début, on note que la durée est de vingt-quatre jours. Si, au contraire, on note à partir du jour de la ponction, c'est-à-dire à partir du moment où on a fait un traitement actif, on ne compte que quinze jours. Cette durée est de beaucoup supérieure à celle des malades ponctionnés immédiatement.

On doit convenir cependant que c'est une durée relativement

courte si l'on songe que cette affection se prolonge des mois, lorsqu'elle est traitée par les procédés généralement employé .

Dans d'autre cas, comme dans l'observation XXIV, bien que la ponction ait été faite quelques jours plus tard après la formation du liquide, on note une forte réaction de température, qui descend ensuite en lysis comme si le malade avait été traité d'une façon précoce.

Parfois même la température descend plus rapidement encore témoin l'observation XXVI. La ponction a été faite le 6 janvier avec une température de 39°. Le 9 janvier au matin, elle atteignait 37°.

La durée moyenne de la maladie dans ce cas est la suivante :

Observation 24. . .	900 grammes.	Durée : 12 jours.
« 25. . .	1.800 »	« 15 »
» 26. . .	900 »	« 5 »
» 27. . .	1.300 »	» . 9 »
« 28. . .	1.500 »	» 5 »
» 29. . .	1.000 »	» 17 »
» 30. . .	700 »	» 10 »

Ce qui fait une durée moyenne de 10 j. 2. Dans ces conditions, il est difficile cette fois de dire si ce sont les gros épanchements ou les plus petits qui durent le plus longtemps.

Cette durée moyenne est légèrement supérieure à celle des observations où les malades ont été traités d'une façon précoce.

OBSERVATION XXIV

Pleurésie gauche.

M... (Rémy), âgé de 22 ans, 19ᵉ artillerie. — Salle 10, lit 210.

Antécédents héréditaires. — Père mort d'une pneumonie.

Antécédents personnels. — Aurait eu deux fois la rougeole? et des rhumatismes.

La maladie actuelle aurait commencé vers le début de janvier par une névralgie intercostale, mais ce n'est que le 15 que la douleur étant devenue très aiguë, il entre à l'infirmerie du régiment. Le 22 janvier, il est évacué sur l'hôpital pour pleurésie gauche. Ponctionné le 28, on retire 900 grammes de liquide jaune citrin. On injecte 10 cc. d'huile goménolée. De suite la température monte à 39° puis à 40°. Elle redescend ensuite en lysis pour arriver à 37° le 8 février.

A l'auscultation, on entend la respiration sur toute la hauteur du poumon gauche. A la percussion, légère matité de ce côté.

Examen radioscopique pratiqué le 15 février. — On note une légère obscurité à la base gauche et une très légère lame de liquide.

Nota. — Cette lame de liquide est si mince qu'une ponction exploratrice n'a pas permis de retirer la plus petite quantité de liquide.

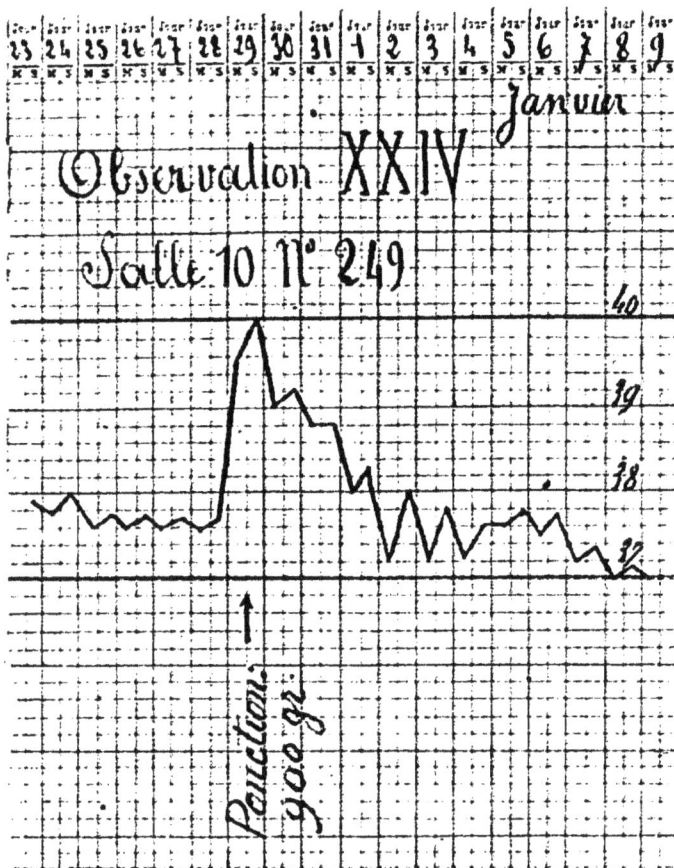

Observation XXV

Pleurésie gauche.

D .. (Thomas), âgé de 20 ans, 37ᵉ d'artillerie, service auxiliaire. — Salle 6, lit 181.

Antécédents héréditaires et personnels. — Néant.

Le malade entre à l'hôpital, le 22 décembre 1915, pour bronchite aiguë. Il avait, en effet, de nombreux râles des deux côtés, en avant et en arrière, une forte température et on le soigne pendant une dizaine de jours par une révulsion intense. Dans l'intervalle de temps qui s'écoule du 22 au 30 décembre, nous ne pouvons voir le malade. Le 31, nous l'auscultons. Nous constatons qu'il s'est formé une pleurésie pendant notre absence.

Le cœur était légèrement déplacé à droite, l'espace de Traube supprimé. Ponctionné le jour même, on retire 1.800 grammes de liquide hématique. La température ne commence pas à baisser immédiatement. Elle se maintient en plateau jusqu'au 12 janvier et ce n'est que le 14 qu'elle arrive à 37°, c'est-à-dire quinze jours exactement après la ponction. Le sujet est très amaigri. Il présente de légers craquements aux deux sommets. Il quitte l'hôpital le 20 pour une convalescence de trois mois.

A cette date, il n'avait pas de liquide ; nous l'avons vérifié par une ponction exploratrice. La respiration était entendue sur toute la hauteur du poumon.

Vu à l'écran le 15 janvier. Pas de niveau de liquide ; épaississement de la plèvre du côté gauche ; obscurité du côté droit, montrant bien la nature tuberculeuse de la maladie.

Conclusion. — Cette observation est intéressante pour bien montrer que si l'on ne ponctionne pas immédiatement le liquide formé, l'invasion bacillaire suit son chemin et la ponction tardive ne donne jamais, à quelques exceptions près, les mêmes résultats que la ponction au début.

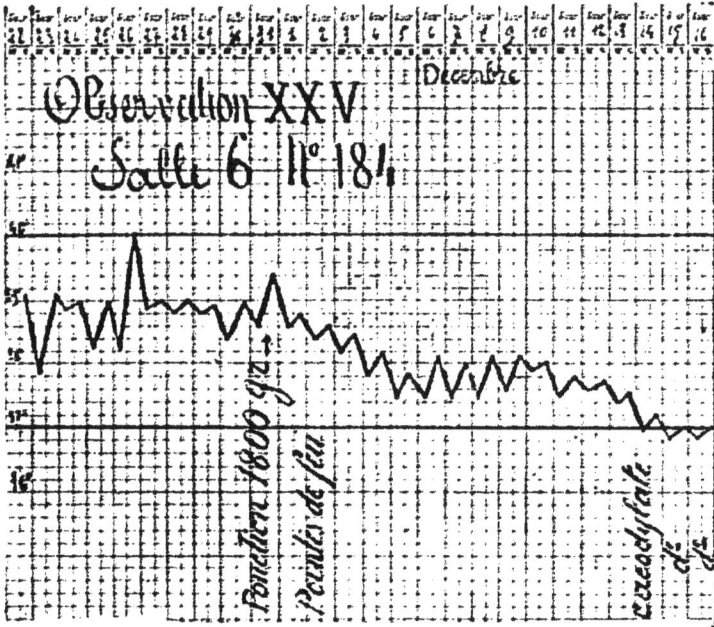

Observation XXV
Salle 6 N° 184
Décembre

Observation XXVI

Pleurésie droite.

B... (André), âgé de 19 ans, 406ᵉ d'infanterie. — Salle 8, lit 220.
Antécédents héréditaires et personnels. — Néant.

La maladie actuelle a débuté au commencement de décembre par quelques frissons. Le 29 décembre, il va à l'infirmerie pour névralgie intercostale. Ce jour même, on l'envoie à l'hôpital militaire. A son entrée, on note une forte température, une grosse matité du côté droit avec souffle. On note le signe du Sou et quelques crachats hémoptoïques qui avaient laissé supposer, au premier abord, une pneumonie. Mais une ponction exploratrice nous permit de trancher le diagnostic.

Pour bien montrer que la thoracentèse et les injections d'huile goménolée amenaient une défervescence de la maladie beaucoup plus rapide que si on l'abandonnait à elle-même, nous ne pratiquons la ponction que le 6 janvier. Nous remarquons que la température et l'état général du malade sont restés les mêmes pendant toute cette période.

Le 6 janvier, la thoracentèse donne issue à 900 grammes de liquide jaune citrin. On injecte aussitôt 9 grammes d'huile goménolée. Le surlendemain, la température commençait à baisser. Le 11 janvier, elle avait atteint 37° et s'y maintenait.

Examen radioscopique. — Forte obscurité de la base droite; pas de liquide; immobilité partielle du diaphragme droit.

Conclusion. — Cette observation est intéressante pour bien montrer l'efficacité de la ponction d'huile goménolée, puisque, pendant huit jours, le traitement par l'expectative seule et les pointes de feu n'a rien donné. Tant qu'aux crachats hémoptoïques, ils étaient l'indice de l'invasion bacillaire et non du pneumocoque.

Observation XXVII

Pleurésie gauche.

G... (Alphonse), âgé de 22 ans, 37ᵉ artillerie. — Salle 6, lit 169.

Antécédents héréditaires. — Père d'... asthmatique et mère décédée maladie inconnue.

Antécédents personnels. — Néant.

La maladie actuelle a débuté au commencement de décembre par des frissons violents, une douleur très aiguë au côté droit, et le médecin du régiment porte le diagnostic de bronchite. Le 20 décembre, il entre à l'infirmerie pour pleurodynie droite. Le 28, on l'envoie à l'hôpital pour pleurésie droite. A son arrivée, on constate une matité assez étendue de la base droite, un léger souffle et une abolition du murmure respiratoire. Le malade est traité seulement par les pointes de feu, sans ponction, pour bien montrer l'efficacité de notre traitement. La température se maintient au même niveau et le liquide, au lieu de se résorber ne fait qu'augmenter. Le 6 janvier, nous décidons de pratiquer la ponction. Nous retirons 1.300 grammes de liquide hématique. On injecte aussitôt 13 cc. d'huile goménolée. La température monte immédiatement à 40°. Le 15 janvier, le malade n'avait plus de température, c'est-à-dire huit jours exactement après le traitement, à l'auscultation, on entend la respiration jusqu'en bas. A la percussion, légère matité.

Une ponction exploratrice, faite pour rechercher s'il restait du liquide, n'a rien donné.

Examen radioscopique pratiqué le 17 janvier. — Pas de niveau de liquide. Léger épaississement de la plèvre.

Observation XXVIII

Pleurésie droite.

B... (Alphonse), âgé de 19 ans, 37ᵉ d'artillerie. — Salle 8, lit 206

Antécédents héréditaires. — Néant.

Antécédents personnels. — Rougeole à 5 ans.

C'est dans la nuit de 29 au 30 mars 1916, que la maladie a débuté par une toux persistante. Le 30 au matin, il entre à l'infirmerie pour grippe, où il reste jusqu'au 2 avril; à cette date, il entre à l'hôpital pour pleurésie droite. Par suite d'un encombrement du service, il est envoyé à l'hôpital-annexe du Sacré-Cœur. Ce n'est que le 4 qu'il parvient à l'hôpital militaire. Le 5 avril, la ponction est pratiquée. On retire 1.500 grammes de liquide jaune citrin. On injecte aussitôt 15 cc. d'huile goménolée. Dès le 10, sa température était descendue à 37°.

A l'auscultation, on note légère matité à la base du côté droit et un affaiblissement du murmure respiratoire du même côté.

Vu à l'écran le 20 mars, pas de liquide, légère obscurité de la base droite, immobilité partielle du diaphragme à droite.

Observation XXIX

Pleurésie gauche.

G... (Jean), 95° d'infanterie, service auxiliaire, borgne de l'œil gauche. — Salle 8, lit 230.

Antécédents héréditaires. — Père et mère soi-disant en bonne santé. Deux sœurs et un frère morts de tuberculose pulmonaire.

Antécédents personnels. — Le malade, qui est un *minus habens*, ne peut pas dire ce qu'il a eu comme maladie. Tout ce qu'il se rappelle, c'est qu'il toussait continuellement.

Il tousse, dit-il, depuis le 20 décembre, il va à la visite du régiment plusieurs fois de suite. Le 28 janvier, il entre à l'infirmerie pour bronchite. Le 1ᵉʳ février, il en sort par suite de l'encombrement. Le 11 février, il y rentre de nouveau et de là on l'envoie à l'hôpital pour bronchite. A son arrivée, nous constatons une bronchite légère avec température de 37,2 seulement. Ce n'est que le 15 février que nous notons une diminution du murmure respiratoire à la base gauche. Le 16, nous pratiquons une ponction exploratrice qui donne issue à une petite quantité de liquide. Le 17, la pleurésie était confirmée et nous retirons un litre de liquide franchement hémorragique. Nous injectons 10 cc. d'huile goménolée.

Du 20 février au 27, la température se maintient en plateau. Dans cet intervalle de temps le liquide s'était reformé. On retire à nouveau 600 grammes de liquide le 23 février. On injecte 6 cc. de liquide. Le 5 mars, il n'a plus de fièvre. Nous constatons chez ce malade un amaigrissement très marqué de toutes les masses musculaires sus-jacentes à la plèvre gauche.

À l'auscultation, on entend la respiration jusqu'en bas. A la percussion, on note une légère matité.

Vu à l'écran le 27 février, teinte grisâtre de la base gauche. Pas de niveau de liquide.

OBSERVATION XXX

Pleurésie gauche.

C... (Jean), âgé de 19 ans, 1er d'artillerie. — Salle 6, lit 183.

Antécédents héréditaires. — Néant.

Antécédents personnels. — Faiblesse générale qui a motivé deux fois sa réforme.

Il y a un an qu'il souffre du côté gauche. Ausculté à plusieurs reprises différentes, on a constaté de nombreux craquements au sommet gauche, en avant et en arrière. Il tousse beaucoup, mais il n'a jamais eu d'hémoptysie. Le 10 janvier 1916, il entre à l'infirmerie pour névralgie intercostale. Le 11, il est évacué à l'hôpital pour pleurésie gauche. Le 16 janvier, nous retirons 700 grammes de liquide. Nous injectons aussitôt 7 cc. d'huile goménolée. La température se maintient à 38° jusqu'au 21 janvier. A cette date, elle arrive à 37°, elle remonte à 38° le 24, vraisemblablement à la suite d'une infection légère de la gorge dont se plaignait le malade.

Le 26, il n'avait plus de fièvre.

A l'auscultation, on entend la respiration jusqu'en bas et on n'entend pas le plus petit râle.

L'examen radioscopique pratiqué le 30 janvier montre l'excellence du résultat obtenu. Pas la moindre adhérence. Pas trace de liquide. Pas la moindre obscurité. Quelques ganglions hypertrophiés du côté gauche qui indiquent la nature tuberculeuse de la maladie.

Nota. — Malgré les craquements qui montrent la nature nette-

Fournier   6

ment tuberculeuse de la maladie, le malade a pu être guéri en quelques jours seulement de son affection aiguë. Il est bien évident que les craquements persistaient à sa sortie. Ce qui peut nous permettre une fois de plus dans ce cas délicat d'affirmer l'efficacité de notre traitement.

Récidives.

Les récidives sont rares d'ailleurs, elles guérissent bien et rapidement. Nous en avons noté 3 cas sur 30 observations, c'est-à-dire une moyenne de 1 sur 10.

La première est celle de l'observation XIX; elle n'a rien pour nous étonner, si l'on note que le malade avait quelques légers craquements à sa sortie de l'hôpital. Nous verrons, en effet, plus loin, que dans les véritables infections bacillaires les récidives sont plus fréquentes. Dans cette observation, d'ailleurs, l'évolution de la maladie a suivi constamment une marche particulière. La température a été à grandes oscillations au début. Régulièrement il y avait, entre la température du matin et celle du soir, un écart de plus de 1°. La forme de la courbe laissait supposer à ce moment que le sujet allait faire une tuberculose aiguë, lorsque brusquement le 4 avril, c'est-à-dire le lendemain de la deuxième ponction, la température baisse rapidement en lysis.

La deuxième, observation XX, est également celle d'un sujet qui se trouva dans des conditions toutes particulières, puisque deux jours après la deuxième ponction il avait une angine qui a prolongé de quelques jours la durée de sa maladie.

Si nous relisons les observations des malades ponctionnés tardivement, nous trouvons encore une récidive. Cette dernière a de grosses analogies avec l'observation XIX. Dans les antécédents personnels on relève, en effet, la phrase suivante : « Le malade, qui est un *minus habens,* ne peut pas dire ce qu'il a eu comme maladie. Tout ce qu'il se rappelle, c'est qu'il toussait continuellement ».

Qu'on se souvienne à l'heure présente qu'on ne tousse pas sans raison, et qu'un malade qui tousse depuis des années est ensemencé.

Nous avons ainsi l'explication de sa récidive.

CHAPITRE V

Malades non justifiables du traitement.

La grande raison qui fait qu'il y a à l'heure actuelle et depuis fort longtemps des divergences de vue entre les médecins, au sujet du traitement de la pleurésie par la ponction ou la non ponction se trouve dans ce fait que les uns ont eu la bonne chance de traiter des malades justifiables du traitement, et les autres ont eu la malencontreuse idée de ne soigner que des gens à qui le traitement ne pouvait être d'aucune utilité et risquait même d'aggraver leur affection.

Nous allons donc, d'après nos observations, dégager une règle de conduite.

1° Hydrothorax.

Tout d'abord les épanchements mécaniques ou hydrothorax (1) doivent être mis de côté. Il est bien évident, ce nous semble, que la thoracentèse suivie d'injections d'huile goménolée n'aura rien à faire contre un myocarde dégénéré, contre une gêne circulatoire due à un gros foie, à une tumeur, etc...

On différencie les pleurésies des hydrothorax, par une réaction très simple, que nous rappelons en note (2).

---

(1) Pour la définition de l'hydrothorax, voir Cruchet et Laurier, Pleurésie et hydrothorax cardiaques, p. 10-11, extr. de la *Presse médicale*, n° 55, 9 juillet 1913; Dieulafoy, t. I, 16° édit., p. 772.

(2) *Réaction de Rivalta.* — La Réaction de Rivalta est une réaction permettant à coup sûr de différencier une pleurésie d'un hydrothorax, c'est-à-dire d'un épanchement mécanique. Dans un tube à essai rempli d'eau acidulée par quelques gouttes

2° Pleurésies survenant chez des sujets en évolution de tuberculose.

Ces malades ne peuvent être améliorés que dans une faible partie, puisque la pleurésie n'est qu'un phénomène surajouté, venant pour ainsi dire compliquer une tuberculose pulmonaire ou autre.

Parmi les observations que nous relevons, voici comment les malades ont débuté dans leurs affections.

a, Début par typho-bacillose.

Nous rapporterons l'observation XXXI de V... (Maurice), salle 10, lit 210. Pendant près d'un mois, le diagnostic précis est resté en suspens. Ce n'est que le 10 mars que l'on commence à trouver quelques signes légers d'une bacillose en évolution. Le 21 mars, on trouve une pleurésie à faible épanchement, puisque l'on ne retire que 400 grammes de liquide. Cette petite quantité de liquide, au point de vue pronostic, était très défavorable; nous nous trouvions en présence d'une plèvre sans réaction.

La température, d'ailleurs, ne subit aucune modification par le fait du traitement.

Au point de vue forme, la courbe ressemblait à s'y méprendre à celle d'un paratyphique.

---

d'acide acétique, ou plus rarement par quelques gouttes de solution d'acide azotique. On verse le plus près possible du tube à essai quelques gouttes du liquide à examiner. Si on a affaire à une pleurésie, ces gouttes en tombant dans le tube à essai ainsi préparé, laissent percevoir des fusées blanches ressemblant à des fumées de cigarettes dans l'air. Si, au contraire, on a affaire à un hydrothorax, il ne se produit rien. Cette expérience peut se faire longtemps après avoir recueilli le liquide à examiner. Huit à dix jours après et même plus. C'est une réaction très nette. On l'obtient également avec du liquide retiré de la synoviale du genou du péricarde, en général de toutes les séreuses. Sur toutes les observations que nous relevons, cette réaction a été pratiquée systématiquement. Nous le notons ici pour éviter dans le relevé de nos observations des redites inutiles. Elle a toujours été positive.

Nous avions cru à un moment donné que ces fumées étaient fluorescentes. Les expériences que nous avons faites à ce sujet montrent qu'il n'en est rien.

b) Début par une tuberculose pulmonaire.

S... (François), salle 10, lit 253 (Voir obs. XXXII), entre à l'hôpital, le 12 janvier, pour bronchite. On note à son entrée quelques craquements aux deux sommets, un amaigrissement rapide, des sueurs profuses (1).

Nous ne pouvions pas douter, le malade faisait une tuberculose pulmonaire.

Le 26 janvier, à l'auscultation, nous trouvons pour la première fois un souffle à la base gauche. Cette observation XXXII montre que nous avons devant nous un cas de pleurésie survenue chez un sujet tuberculeux. Il est bien évident, dans ce cas, que si les injections d'huile goménolée guérissent les pleurésies, elles n'ont jamais eu la prétention de guérir les tuberculoses pulmonaires, et voilà pourquoi le traitement n'a donné aucun résultat.

Les observations de ce genre sont d'ailleurs nombreuses; ainsi les observations XXXIII et XXXIV sont en tout comparables à la XXXII.

c) Évolution d'une pleurésie en même temps qu'une tuberculose pulmonaire.

La meilleure observation que nous puissions rapporter de ce cas est la XXXV, de F... (Léon), salle 8, lit 202.

Avant son entrée à l'hôpital, il n'avait pas de signe clinique de tuberculose en évolution, puisque, à plusieurs reprises différentes, il est allé à la visite du 19e d'artillerie et que jamais il

---

(1) Pour calmer les sueurs profuses, nous avons l'habitude de recommander la potion suivante, que nous pensons avoir été le premier à expérimenter :

Ammoniaque.............. X gouttes.
Sirop de menthe........... 30 gr.
Eau Q. S. P.............. 100 gr.

La potion est prise par cuillerées à soupe en vingt-quatre heures.

Nous ferons remarquer à ce propos que, si la cryogénine agit sur la fièvre des tuberculeux, c'est qu'elle produit une transpiration qui, par évaporation, produit le froid. La meilleure des preuves, c'est que, si en même temps que la cryogénine on donne la potion ci-dessus, la fièvre n'est pas calmée.

n'a été constaté de bronchite spécifique. Ce n'est que quelques jours après la ponction de la pleurésie qui a motivé son entrée à l'hôpital que l'on trouve aux deux sommets des craquements secs.

L'évolution de la tuberculose pulmonaire est donc bien contemporaine de la pleurésie.

d) Pleurésies polykystiques.

· Il est à peine besoin de souligner l'inefficacité du traitement par la ponction dans une pleurésie à nombreuses poches kystiques. Nous rapportons·ici un cas qui a malheureusement une issue fatale, où on a trouvé à la fois : des poches à liquide purulent, des poches à liquide jaune citrin et des poches à liquide pneumococcique. Le traitement ne pouvant porter que sur l'une des poches, il est bien naturel que l'évolution ne s'en trouve nullement modifiée (Voir à ce sujet l'observation XXXVI).

Récapitulation.

Parmi les six observations qui n'ont pas donné de résultat et pour les raisons émises plus haut, nous relevons :

a) Début par typho·bacillose : une observation ;

b) Début par tuberculose pulmonaire : trois observations.

c) Début par une tuberculose pulmonaire contemporaine de la pleurésie : une observation.

d) Pleurésies polykystiques : une observation.

Récidives.

Lorsqu'il existe une tuberculose pulmonaire antérieure, les récidives sont encore peu fréquentes. Nous n'en trouvons consigné un exemple que dans l'observation XXXV, de F... (Léon), salle 8, lit 202, où le liquide s'était reformé en quantité supérieure, puisque la première ponction avait permis de retirer 1.000 grammes et la seconde·1.500 grammes.

Observation XXXI

**Pleurésie gauche à faible épanchement, consécutive
à une tuberculose aiguë.**

V... (Maurice), âgé de 19 ans, au 1er d'artillerie, service auxiliaire pour scoliose. — Salle 10, lit 210.

Antécédents héréditaires. — Néant.

Antécédents personnels. — Nombreuses bronchites, une scarlatine, une rougeole et un ictère grave, à 11 ans.

La maladie actuelle a débuté le 5 février 1915 par des vertiges et de la température, on pense naturellement à une fièvre typhoïde et, dès son entrée, le 8 février, à l'hôpital militaire, on fait faire un séro-diagnostic qui est négatif. Quelques jours plus tard, nouveau séro encore négatif. On se décide alors à faire une hémoculture qui n'a rien donné. A l'auscultation, le malade ne présentait aucun signe ni objectif, ni subjectif de tuberculose. Ce n'est que le 10 mars, après une auscultation minutieuse, que le docteur Vidal trouve une légère submatité au sommet droit. A cette époque, le malade fait dans la gorge, sur les amygdales et le voile du palais, plusieurs ulcérations blanches de forme policyclique nombreuses et enduites d'une membrane blanchâtre. La caractéristique de ces ulcérations, c'est l'absence de douleur; une culture de ces ulcérations n'a rien donné et l'examen direct n'a décelé aucun microbe. Le 24 mars, le chef du service, le docteur Vidal, trouve sur le sommet droit un léger frottement. Le malade fait une tuberculose aiguë. Le lendemain 25, à la visite du matin, nous trouvons un épanchement à la base gauche et nous retirons par la ponction 100 grammes de liquide nettement hématique. Nous injectons 5 cc. d'huile goménolée. La température est restée à 38°.

L'intérêt de cette observation est de démontrer l'évolution tuberculeuse avant la pleurésie. Le 17 avril, ce malade a dû être évacué dans un hôpital de tuberculeux à Sancerre. Il n'avait plus de liquide à la base, il n'avait plus de matité, mais il avait de très nombreux craquements généralisés.

OBSERVATION XXXII

Pleurésie gauche.

L... (François), âgé de 19 ans, 37ᵉ d'artillerie. — Salle 10, lit 253.

Antécédents héréditaires. — Six frères ou sœurs morts de maladies inconnues.

Antécédents personnels. — Rougeole à 10 ans.

La maladie actuelle a débuté le 10 janvier, date très précise, par un fort rhume. Le 12 janvier, il va à la visite de son régiment et le médecin l'envoie immédiatement à l'hôpital pour bronchite aiguë. Dès son entrée, nous constatons une température dépassant 40°, quelques craquements secs aux deux sommets et des râles de bronchite aiguë sur les deux poumons. La température se maintient très élevée jusque vers le 25 janvier et, détail important, elle avait des allures de grandes oscillations. Ce n'est que le 26 janvier que nous commençons à percevoir une légère matité à la base gauche. Le 28, le souffle apparaît et le 30, nous avons confirmation de la pleurésie. Le 31, nous pratiquons la thoracentèse et nous retirons 1.400 grammes de liquide hématique. Le liquide est remplacé immédiatement par 14 cc. d'huile goménolée. La température continue à osciller entre 38 et 39° jusqu'au 12 février. Le 20 février, elle atteint 37°, mais on note une forte rétraction du côté gauche, un amaigrissement très prononcé de toutes les masses musculaires du même côté et une très forte déviation de la colonne vertébrale due à la rupture d'équilibre des forces musculaires entre le côté droit et le côté gauche. A l'auscultation, on note à la sortie une respiration très rude au sommet gauche et de nombreux craquements en arrière indiquant nettement une bacillose en évolution.

Vu à l'écran le 5 février, on trouve une teinte grisâtre de la presque totalité du poumon gauche, obscurité des deux sommets. Le 10 mars, la teinte grisâtre n'atteint plus que les deux tiers inférieurs du même poumon.

OBSERVATION XXXIII

Pleurésie droite avec épanchement hémorragique.

P... (Jean), âgé de 24 ans, 119ᵉ d'infanterie, réformé une première fois pour bronchite chronique. Pris service auxiliaire en 1915, il est actuellement service armé. — Salle 6, lit 182.

Antécédents héréditaires. — Mère décédée de tuberculose pulmonaire, quatre frères morts de maladies diverses.

Antécédents personnels. — Il tousse constamment.

La maladie actuelle remonterait à un mois; elle aurait débuté par une douleur violente au côté droit, une diminution de l'appétit avec amaigrissement. Il entre à l'hôpital le 6 janvier. A son arrivée, on constate une bronchite avec craquements aux deux sommets et quelques râles humides à la base droite. Le 7 janvier, la température, qui s'était maintenue aux environs de 37°, monte brusquement à 40°. A ce moment, il a un frisson violent, un point de côté et l'on perçoit un souffle. Le 16 janvier, nous pratiquons une ponction et nous retirons 2 litres de liquide franchement hémorragique. Nous injectons aussitôt 20 cc. d'huile goménolée. Malgré ce traitement, le 20 janvier, le liquide s'était reformé et nous retirons encore 1.500 grammes de liquide de même couleur que le premier. La température ne baisse pas. A l'auscultation, à partir du 23 janvier, on entend des craquements et des râles humides sur toute la hauteur des deux poumons. Le malade meurt de tuberculose pulmonaire le 4 mars, à midi.

OBSERVATION XXXIV

Pleurésie gauche.

B... (Marcel), âgée de 20 ans, 95ᵉ d'infanterie, auxiliaire, borgne de l'œil droit. — Salle 6, lit 163.

Antécédents héréditaires et personnels. — Néant.

La maladie actuelle a débuté le 1ᵉʳ mars 1916, par une violente toux et un enrouement qui persiste depuis très longtemps. Il va régulièrement à la visite de l'infirmerie du 95e jusqu'au 10 mars. Ce jour, il entre à l'hôpital. A son arrivée, nous constatons une très forte température, un peu plus de 40°. A l'auscultation, nous trouvons de très nombreux craquements sur tout le sommet droit. Sur le poumon gauche, la matité s'étend sur toute la hauteur du poumon. Le cœur est très fortement déplacé vers la droite. Le malade est cyanosé et nous le ponctionnons le jour même de son arrivée. Nous retirons 1.000 grammes de liquide franchement hémorragique. Nous injectons 20 cc. d'huile goménolée et, pendant deux jours, la température semble baisser, mais l'infection tuberculeuse est trop forte. Le lendemain de la ponction, on entend des râles de bronchite très nombreux étendus des deux côtés. La respiration s'entend sur toute la hauteur du poumon gauche.

Le malade maigrit beaucoup, il transpire fortement et nous assistons à l'évolution rapide de la tuberculose, jamais sa température ne s'est abaissée au-dessous de 39°. Nous lui faisons pratiquer des injections intra-musculaires d'huile goménolée. A partir du 25 mars, nous employons successivement l'électrargol et l'huile camphrée. Nous n'obtenons aucun résultat. La cryogénine, même donnée à fortes doses, n'a pas fait baisser sa température.

Le 17 avril, il quitte l'hôpital pour aller à Saumur dans un hôpital spécialement réservé aux tuberculeux. Il n'a pas de matité à gauche, mais des craquements secs généralisés aux deux poumons.

L'examen radioscopique n'a pu être pratiqué, le sujet ayant été trop malade pour s'y soumettre.

OBSERVATION XXXV

Pleurésie gauche.

F... (Léon), âgé de 22 ans, 19e d'artillerie. — Salle 8, lit 202.
Ajourné de la classe 11 pour faiblesse de constitution.
Pris service armé le 28 octobre 1911.
Antécédents héréditaires. — Un frère mort jeune de maladie inconnue.
Antécédents personnels. — Néant.

La maladie actuelle aurait débuté vers le 1ᵉʳ décembre par une toux persistante qui le fait aller à la visite à plusieurs reprises différentes; le 8 janvier, le médecin du régiment l'envoie à l'hôpital militaire pour pleurésie gauche. Le soir même, après l'avoir examiné et constaté tous les signes d'une pleurésie à épanchements, nous pratiquons la thoracentèse qui nous permet de retirer 1.000 grammes de liquide jaune citrin. Nous injectons aussitôt 10 cc. d'huile goménolée. La température ne baisse pas et oscille aux environs de 38°. Le lendemain de la ponction, la respiration s'entendait sur toute la hauteur du poumon, mais aux deux sommets on entend aussi des craquements secs, signes indéniables d'une tuberculose en évolution.

La maladie paraît s'éterniser; le 7 février, le liquide s'étant reformé, nous ponctionnons à nouveau et nous retirons 1.500 grammes de liquide. Dès le 20 février, nous assistons à l'évolution tuberculeuse de la maladie. Le 24 mars, il quitte l'hôpital par réforme pour tuberculose pulmonaire. On entendait à ce moment des craquements secs sur les deux poumons. Vu à l'écran le 9 mars, on note une teinte grisâtre de toute la base gauche, mais pas de liquide, quelques traînées opaques seules montrant des adhérences volumineuses et quelques gros ganglions au niveau du hile, des poumons droit et gauche.

OBSERVATION XXXVI

Pleurésie gauche polykystique.

B... (Fernand), âgé de 19 ans, 8ᵉ d'artillerie. — Salle 6, lit 183.
Antécédents personnels et héréditaires. — Néant.

Il entre à l'hôpital militaire le 31 janvier 1916. Il a été soigné en premier lieu à l'infirmerie-hôpital du camp d'Avord pour bronchite légère, puis, brusquement, sa température monte, le 25 janvier, à 40° pour ne descendre que très légèrement le matin. Elle se maintient ensuite constamment à ce niveau. Le jour de son entrée à l'hôpital, nous retirons 800 grammes de liquide trouble; nous injectons 8 cc. d'huile goménolée. Le laboratoire ayant trouvé des bacilles en capsules avec capitules, vraisemblablement des pneumocoques, nous faisons passer le malade dans le service chirurgical. Le 8 février,

M. Désir de Fortuné pratique une ponction exploratrice et, à notre grande surprise, retire devant nous du liquide très clair jaune citrin. Nous faisons alors transporter le malade à la salle de radioscopie où l'on trouve une zone obscure suspendue du côté gauche. Le diagnostic de pleurésie cloisonnée n'est plus douteux.

Malgré un traitement intensif consistant en révulsions, en injections d'électrargol et d'électraurol, le malade meurt brusquement en essayant de se lever de son lit, le 15 février. Le lendemain, à l'autopsie, nous trouvons une plèvre très adhérente à la paroi costale et épaisse en certains endroits de plus d'un centimètre et demi. Nous trouvons, en outre, des cloisons limitant des cavités contenant les unes 200 grammes de liquide, les autres 3 ou 4 grammes. Le liquide est tantôt de couleur jaune citrin, tantôt de couleur louche verdâtre. Le malade est mort d'embolie, comme il arrive parfois dans les pleurésies.

Rien de surprenant, dans ces conditions, que le traitement institué par les injections d'huile goménolée n'ait donné aucun résultat.

1° Il a été fait beaucoup trop longtemps après l'invasion du mal;

2° Et surtout il n'a pu atteindre toutes les cavités, puisqu'il n'a été pratiqué qu'une seule injection.

CHAPITRE VI

Malades non traités.

Les sujets atteints de pleurésie et qui n'ont pas été traités comme nous venons de l'indiquer ont une évolution beaucoup plus longue de leur affection.

Dans les cas que nous avons eu l'occasion d'observer, la terminaison s'est toujours faite par une tuberculose pulmonaire.

Dans l'observation XXXVIII, dix ans après la pleurésie, il persiste des signes de cette dernière affection.

Les trois observations qui suivent (XXXVII, XXVIII et XXIX) font donc mieux ressortir l'efficacité de notre traitement par l'inefficacité de ceux employés.

OBSERVATION XXXVII

Pleurésie gauche non ponctionnée.

M... (Jean), âgé de 25 ans, 8ᵉ d'artillerie. — Salle 10, lit 257.

Antécédents héréditaires. — Néant.

Antécédents personnels. — Rougeole en 1912, oreillons en 1913.

Il entre à l'infirmerie du Camp d'Avord le 19 décembre 1915 avec le diagnostic de pleurésie gauche. On note à son entrée un souffle et et une grosse matité de son côté. L'épanchement paraît abondant, sans dyspnée, ni gêne respiratoire. La fièvre est vive et à grandes oscillations. L'épanchement diminue et se résorbe en partie, laissant persister une submatité très nette et un affaiblissement notable du murmure vésiculaire. La fièvre persiste très longtemps et à l'auscultation on entend quelques légers craquements et des frottements-râles. L'état général est très mauvais. Il quitte l'infirmerie-hôpital du Camp d'Avord le 25 janvier pour entrer à l'Hôpital militaire de Bourges. Il entre avec le diagnostic de bacillose du sommet gauche secondaire à une pleurésie du même côté. Le traitement qui lui a été fait consiste : en révulsions, gaïacol, phosphate de chaux et cacodylate de soude.

Malgré ce traitement qui semble intensif, la pleurésie ne s'est jamais résorbée complètement, il reste une grosse matité et le malade fait une tuberculose pulmonaire très rapidement. Cette pleurésie n'a jamais été ponctionnée. A son entrée à l'hôpital, nous avons retiré un peu de liquide par une ponction exploratrice, pour pouvoir l'envoyer au laboratoire. Le résultat est le suivant : hématies, lymphocytes, pleurésie tuberculeuse. Vu a l'écran le 10 février, obscurité de la base gauche, légère lame de liquide.

OBSERVATION XXXVIII

L... (Albert), âgé de 32 ans, 3e génie. — Salle 8, lit 219.

Antécédents héréditaires. — Père mort de tuberculose pulmonaire à 52 ans, un frère mort à 9 ans de tuberculose également.

Antécédents personnels. — Le malade a eu une pleurésie gauche à très gros épanchements il y a dix ans. Le médecin qui l'a soigné a retiré deux litres de liquide et, depuis cette époque, il tousse continuellement. Vers le début de janvier 1916, il entre à l'hôpital militaire pour bronchite chronique. A son arrivée, nous constatons de très gros râles de bronchite généralisés sur tout le poumon gauche, c'est-à-dire du côté de sa pleurésie. A la percussion, il reste une grosse matité de ce côté. La respiration s'entendait jusqu'en bas, mais on notait de nombreux craquements au sommet gauche et à l'angle interne de l'omoplate gauche. La ponction que le médecin lui a faite avait permis au poumon de réoccuper complètement la cage thoracique. La quantité d'air inspiré est revenue la même qu'avant son affection, mais le traitement ayant été incomplet par le fait même qu'il n'a pas été injecté d'huile goménolée, il persiste un très gros épaississement de la plèvre.

Après un séjour d'un mois à l'hôpital, le malade part en convalescence de trois mois. Les signes d'auscultation sont les mêmes qu'à son entrée.

OBSERVATION XXXIX

B... (Louis), âgé de 12 ans, 37ᵉ d'artillerie. — Salle 8, lit 220.

Antécédents héréditaires. — Un frère mort de phtisie galopante à 18 ans, un autre malade des suites d'une fluxion de poitrine.

Antécédents personnels. — Fièvre typhoïde à 10 ans.

Il a eu une pleurésie à gros épanchements en janvier 1914 qui n'a pas été ponctionnée. Nous l'interrogeons sur cette dernière affection et nous apprenons que quelques jours avant le 15 janvier 1914, il a eu une violente douleur au côté gauche accompagnée de frissons et de perte d'appétit. Envoyé à l'hôpital militaire pour pleurésie gauche, il a été soigné au début par de nombreuses pointes de feu et plusieurs vésicatoires. A l'heure actuelle, nous sommes en février 1916, il reste de son affection une grosse matité du côté gauche dans les deux tiers inférieurs, à tel point que nous avons pu soupçonner la persistance de liquide dans le cul-de-sac. A l'auscultation, absence du murmure respiratoire dans tout le tiers inférieur de la base gauche. Sur le reste du poumon, de nombreux râles de bronchite aiguë et des craquements secs aux deux sommets.

Conclusions. — Voici un cas de pleurésie non ponctionnée, mais traitée par une révulsion intense qui est loin d'avoir donné les résultats que nous obtenons par des injections d'huile goménolée.

Examiné à l'écran, on note une obscurité très prononcée de toute la base gauche et de nombreuses travées plus obscures que le fond, signes d'adhérences volumineuses qui ont fixé le poumon en position vicieuse et ne lui permettent qu'une respiration réduite. Le malade quitte l'hôpital le 7 février pour une convalescence de trois mois.

CHAPITRE VII

Conclusion.

———

D'après notre statistique, nous constatons que les pleurésies sont beaucoup plus fréquentes à gauche qu'à droite, et dans une proportion très forte, puisque nous relevons 30 pleurésies gauches sur 39, soit une proportion de 3 sur 1.

Sur 39 observations, ici signalées (et nous en avons fait bien d'autres qui ne feraient que confirmer ces expériences), 6 seulement sont défectueuses, en ce sens que les malades ont fait une tuberculose pulmonaire consécutive.

Si l'on reprend une à une ces dernières observations, on verra que tous ceux pour lesquels le traitement n'a donné aucun résultat avaient, antérieurement à leur pleurésie, des signes cliniques de tuberculose pulmonaire en évolution.

Il est arrivé aussi, mais plus rarement, que la tuberculose pulmonaire ou autre a évolué en même temps que la pleurésie. Rien de surprenant, dans ces conditions, à ce que le traitement par l'huile goménolée, qui est un traitement local, n'ait pu arriver à guérir une tuberculose généralisée. Mais chaque fois que nous avons eu l'occasion de traiter un malade justiciable du traitement, la pleurésie a été guérie d'une façon *extrêmement rapide*.

Les chiffres sont là pour montrer que le traitement a bien rarement dépassé quinze jours et, dans bien des cas, il n'a *atteint que quatre ou cinq jours*.

Qu'arrivera-t-il de tous ces malades, nous ne pouvons le savoir. C'est le temps qui nous le dira.

Il se peut fort bien que ces malades ne fassent pas de tuberculose pulmonaire ou autre. Dans tous les cas, au point de vue
résultat clinique, il est très rapide, et ce traitement permet,
pendant la guerre actuelle :

1° De rendre libre très rapidement un certain nombre de lits
d'hôpitaux ;

2° De rendre à l'armée des hommes qui, autrefois, auraient
été irrémédiablement perdus pour elle, et ceci dans un laps de
temps relativement court, ce qui n'est pas le moindre des avantages.

Nous avons eu l'occasion de traiter ainsi de nombreux malades.
Beaucoup d'observations, pour des causes diverses, n'ont pu
être relevées, mais les résultats sont toujours comparables à
ceux que nous venons de présenter.

Tous les liquides pleurétiques de nos malades ont été, sans
exception, analysés au laboratoire de l'Hôpital de Bourges. Les
résultats généraux ayant toujours été les mêmes, nous ne les
avons pas reproduits à chaque observation. Ils sont les suivants :
lymphocytose, quelques hématies, pas de microbes.

Nous remercions ici bien sincèrement le docteur Vidal, médecin aide-major de 1re classe, qui a bien voulu nous permettre
de traiter ainsi les pleurésies, dans un service de plus de 300 lits
dont il était le chef. Nous profitons de l'occasion pour lui témoigner l'hommage de notre plus profonde reconnaissance.

TABLE DES MATIÈRES

                                                            Pages

INTRODUCTION. — *Définition de la pleurésie séro-fibrineuse* 11

CHAPITRE PREMIER. -- *Thoracentèse* 15

    Avantages 15

    Inconvénients 18

CHAPITRE II. — *L'huile gomènolée* 23

    Ses principes, son action 23

CHAPITRE III. — *Traitement par les injections intra-pleurales d'huile*

    gomènolée à 20 p. 100 25

    Réaction thermique 27

    Modification des signes d'auscultation 27

CHAPITRE IV. — *Résultats* 29

    Malades traités d'une façon précoce 29

        Malades à très gros épanchements 30

        Observations 32

    Malades traités d'une façon tardive 77

CHAPITRE V. -- *Malades non justiciables du traitement* 89

    Hydrothorax 89

    Tuberculose pulmonaire antérieure et contemporaine 90

CHAPITRE VI. — *Malades non traités* 99

    Observations 99

CHAPITRE VII. -- *Conclusion* 103

36.339. — Bordeaux, Imprimerie CADORET, 17, rue Poquelin-Molière.

BORDEAUX

IMPRIMERIE Y. CADORET

17, Rue Poquelin-Molière, 17

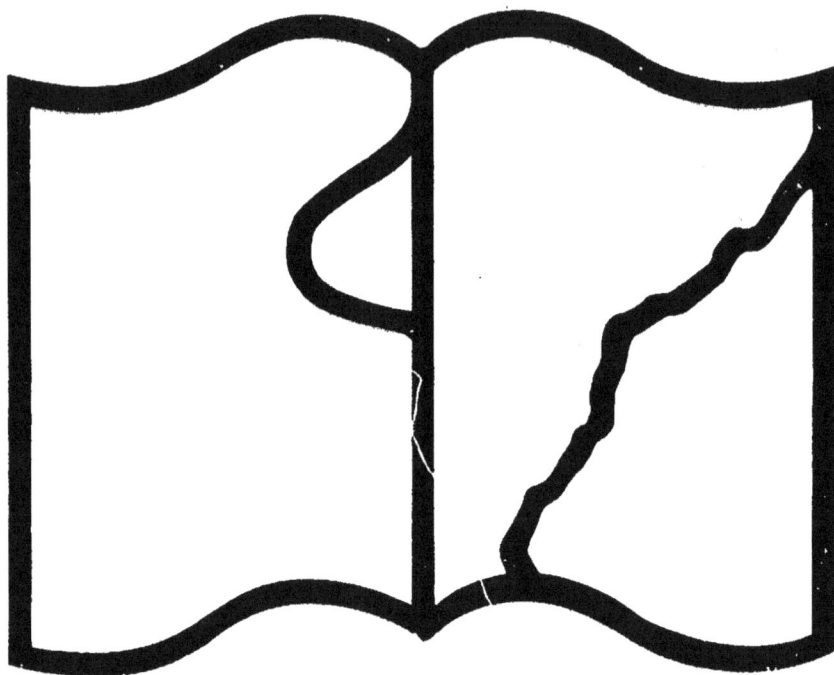

Texte détérioré — reliure défectueuse

NF Z 43-120-11

www.ingramcontent.com/pod-product-compliance
Lightning Source LLC
Chambersburg PA
CBHW071514200326
41519CB00019B/5935